挖掘潜在的能

SHENTI GONGNENG

身体功能

阚慕洁　编写

吉林出版集团股份有限公司

图书在版编目（CIP）数据

挖掘潜在的能量：身体功能 / 阚慕洁编写.—— 长春：吉林出版集团股份有限公司，2013.1
（校园必读丛书 / 李春昌主编）

ISBN 978-7-5534-1401-0

Ⅰ．①挖… Ⅱ．①阚… Ⅲ．①人体－青年读物②人体－少年读物 Ⅳ．①R32-49

中国版本图书馆CIP数据核字(2012)第316598号

挖掘潜在的能量：身体功能

编　　写	阚慕洁	
策　　划	刘　野	
责任编辑	李婷婷	
封面设计	贝　尔	
开　　本	680mm×940mm　1/16	
字　　数	130千字	
印　　张	9	
版　　次	2013年 7月 第1版	
印　　次	2018年 5月 第4次印刷	

出　　版	吉林出版集团股份有限公司
发　　行	吉林出版集团股份有限公司
地　　址	长春市人民大街4646号
	邮编：130021
电　　话	总编办：0431-88029858
	发行科：0431-88029836
邮　　箱	SXWH001100@163.com
印　　刷	黄冈市新华印刷股份有限公司

书　　号	978-7-5534-1401-0
定　　价	24.80元

目录

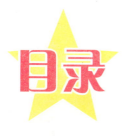
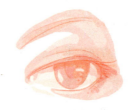

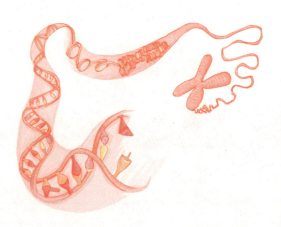

1

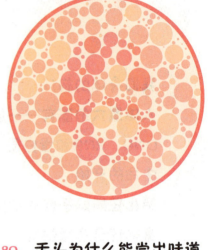

我们身体的构成

　　虽然每个人的外表各不相同，但身体结构组成却是相同的。我们的身体就像是一台超级精密的机器，脑、骨骼、肌肉、内脏器官和皮肤等有机组合，构成了人体的基本轮廓——头、颈、躯干和四肢，它们之间相互协作，共同维持人的生命与健康。构成这台精密机器的基本单位就是细胞，它们是生命活动的物质基础。人体是由数亿个细胞构成的，据统计，仅组成大脑皮层的神经细胞就多达100亿。细胞形态千奇百怪，有的像圆饼，如血液里流动的红细胞；有的像柱子，如上皮细胞；有的呈梭形，如肌细胞。细胞的形态与它们的功能密切相关，例如梭形的肌细胞利于收缩产生力量。人体细胞的大小差别很大，成熟卵细胞的直径在0.1毫米以上，淋巴细胞的直径只有6微米。

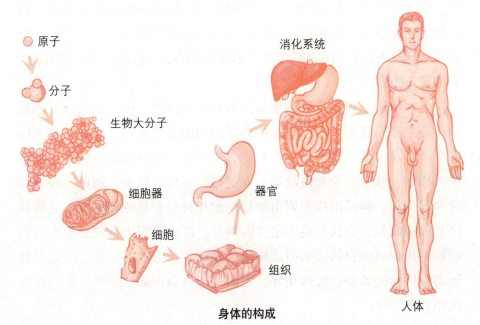

原子

分子

生物大分子

细胞器

细胞

组织

器官

消化系统

人体

身体的构成

细胞

细胞是由细胞膜、细胞核和细胞质构成的。细胞膜是细胞的外表层，是液态的脂质双分子层，其间镶嵌着具有不同结构和功能的蛋白质。它还是细胞与周围环境的屏障，一些物质可以通过它进出细胞。细胞核是细胞的控制中心，决定生命的所有信息都储存在细胞核内。细胞质是夹在细胞膜和细胞核之间的透明胶状流体物质，里面悬浮着线粒体等细胞器。

细胞是通过分裂来进行繁殖的，一个细胞最终可以分裂成一群细胞。细胞在进行分裂的同时也在进行着呼吸，通过呼吸氧化分解体内的营养物质，释放能量，从而为其他生命活动打下基础。人类借助细胞的分裂和呼吸得以生存和发展。

组织

我们的身体是一个由细胞组成的王国，在这个王国里，细胞不是杂乱无章地堆积在一起，而是结构相似、功能相同的细胞聚集起来形成组织。人体组织分为上皮组织、结缔组织、神经组织和肌肉组织四种，这四种组织严格有序地组成各个器官，例如心脏和肾脏等。几个器官一起合作，在体内进行一种特殊的工作形成人体的各个系统，例如循环系统和泌尿系统等。

上皮组织是组成皮肤和覆盖体内器官的组织，由一层或多层细胞构成，它像一道天然屏障，保护人体内部的各个器官。结缔组织支撑着身体，在人体内种类多、分布广，包括疏松结缔组织、致密结缔组织、脂肪、软骨、骨和血液等，有连接、支持、保护、防御、修补和营养等作用。神经组织主要由神经细胞和神经胶质细胞构成，这些神经组织构成脑、脊髓和遍布全身的神经。肌肉组织由有收缩能力的肌细胞组成，肌细胞的收缩活动构成了人体各种形式的运动，例如四肢运动、胃肠蠕动和心脏搏动等。肌肉组织分为内脏（平滑）肌、骨骼肌和心肌三种。

系统

　　各种组织按照某种严格的规律和方式联合起来完成某项工作，就形成了器官。人的每个生命活动都不是简单地由一个器官来完成的，哪怕是最简单的动作，也依赖于多个器官的合作，这些器官联合起来就构成了人体的系统。人体内各个系统齐心协力共同完成人体的每一项生理活动。根据人体器官的功能，人体系统分为运动系统、循环系统、呼吸系统、消化系统、泌尿系统、内分泌系统、免疫系统、神经系统和生殖系统。如果我们把人体比作一个工厂，那么各个系统就是工厂里的各个车间，不同系统间必须相互协作才能完成各项生命活动。例如，口渴了，神经系统会将这个信息传给大脑，大脑发出指令，指挥运动系统端起水，并送到嘴里，然后消化系统进行吸收，最后水进入循环系统供应全身各处细胞。

人体最大的器官——皮肤

皮肤是人体最大的器官，它像一件坚韧、防水的外衣，从头到脚包裹着我们的身体，形成了我们身体的第一道天然屏障。皮肤功能强大，但我们通常只是把它当做包裹身体的一层皮。人们远没有充分意识到皮肤的重要性，也从未造出过比它更好的保护罩和传感器。

皮肤的组成

皮肤是人体最大的器官，大多数成年人全身皮肤总面积为1.5～2平方米。不同部位的皮肤厚度差异很大，眼睑和包皮处的皮肤最薄，足底的皮肤最厚。皮肤由表皮、真皮和皮下组织三部分组成。表皮位于最外侧，属于上皮组织，由数层表皮细胞组成，表皮内的黑色素细胞可以制造黑色素。真皮位于表皮下方，属于结缔组织，主要由胶原纤维、弹力纤维和网状纤维组成，它使皮肤具有一定的韧性。汗腺位于真皮下部，导管在皮肤表面开口，能够排泄汗液。毛囊下端位于真皮下部，上端在皮肤表面开口，称为"毛孔"。毛发斜插在毛囊中间，皮脂腺和立毛肌位于它的周围。皮脂腺分泌皮脂，在青春期时最发达，这就是青少年在青春期容易长"青春痘"的原因。立毛肌常在寒冷或受惊时收缩，产生所谓的"鸡皮疙瘩"。皮下组织位于真皮下方，是脂肪组织。真皮和皮下组织里面有神经、血管和淋巴管。皮肤是软组织，柔韧而富有弹性，在一定范围内可以推动和伸张。

皮肤的附属品

皮肤的附属品包括趾甲、指甲和毛发，这些都是由角蛋白硬化而成的。它们坚韧却没有生命，它们的细胞最初在趾甲、指甲的底部和

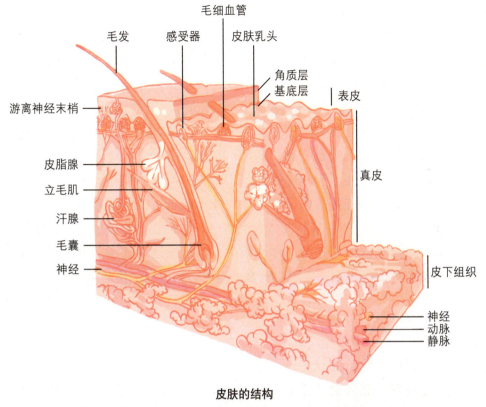

毛细血管

毛发　感受器　皮肤乳头

游离神经末梢

角质层
基底层

表皮

皮脂腺

真皮

立毛肌

汗腺

毛囊

神经

皮下组织

神经
动脉
静脉

皮肤的结构

毛发的根部生长时，充满了生机，可是当它们被推到皮肤表面时就失去了繁殖能力，不再与神经连接。

　　指甲和趾甲像盔甲一样保护我们的手指和脚趾。有了指甲，我们的手指才更加有力。更重要的是，指甲能反映出人体的一些生理状况，例如指甲发白可能预示着贫血。毛发有3种类型：第一种毛发可以不断生长，包括头发和胡须；第二种毛发短而坚硬，包括睫毛和眉毛；第三种毛发柔软，可以自动脱落和更新，包括汗毛。不同人种的头发颜色各不相同，这是因为头发中所含的微量元素比例不同。黑色头发主要含有等量的铜和铁，红褐色头发中钼的含量比较高，金色头发中钛的含量相对高。头发是有寿命的，通常为2～6年，头发适量的脱落是一种正常的生理现象。当头发处于更新期时，毛囊变短，导致毛发与毛囊连接不牢，这时头发特别容易脱落；当心里紧张或生病时，也可能发生脱发现象。

皮肤的颜色

人类的肤色主要是由皮肤里黑色素的数量决定的，黑色素越少皮肤越白。白种人的皮肤里黑色素最少，皮肤呈白色；黑种人的皮肤里黑色素最多，皮肤呈黑色；黄种人的肤色介于二者之间。

黑色素除了能给皮肤添上颜色外，还能保护皮肤。当夏季来临时，我们的皮肤会暂时变黑，这是由于阳光中的紫外线会刺激皮肤中的黑色素细胞，使它们分泌的黑色素增多。增多的黑色素可以保护我们的皮肤免受紫外线的伤害，是我们身体的正常反应。紫外线可以使皮肤中的7-脱氢胆固醇转变成维生素D_3，从而促进骨骼生长。虽然阳光中的紫外线能引起雀斑、皮肤晒伤，甚至导致皮肤癌，但适度晒太阳对我们身体有好处，儿童在发育过程中必须适当地接触阳光。

皮肤的功能

1.保护作用

皮肤像一张不透水的韧膜，完整地覆盖在身体表面，起着良好的屏障作用。皮肤是我们身体的第一道防线，保护我们免受机械、化学、物理和生物损害。皮肤表皮各层细胞紧密连接，真皮中含有大量的胶原纤维和弹力纤维，使皮肤既坚韧又柔软，具有一定的抗拉性和弹性。皮肤受外力摩擦或牵拉后仍能保持完整，并在外力去除后恢复原状。皮下组织疏松，含有大量脂肪细胞，有软垫作用。皮肤的角质层是不良导体，对电流有一定的绝缘能力，可以防止一定量电流对人体的伤害。皮肤的角质层和黑色素颗粒能反射和吸收部分紫外线，阻止其进入体内伤害内部组织。皮脂腺能分泌皮脂，汗腺能分泌汗液，两者混合，在皮肤表面形成一层乳化的皮肤膜，可以滋润角质层，防止皮肤干裂。汗液在一定程度上可冲淡化学物的酸碱度，保护皮肤。

2.调节体温

皮肤具有散热和保温的作用。人体之所以能维持37℃左右的恒温，主要是靠皮肤的调节作用。当外界温度高时，皮肤的血管扩张，汗腺分泌出大量汗液，防止体温随外界温度升高而升高；当外界温度低时，皮肤的血管收缩，汗液分泌减少，防止体内热量散发，使人体维持恒温。

3.分泌和排泄作用

皮肤上有汗腺和皮脂腺，汗腺的功能类似肾脏，能够排出水分和体内的代谢废物；皮脂腺分泌皮脂，皮脂中的脂酸具有杀菌作用。

4.吸收作用

完整的皮肤是不透水的，主要通过毛孔对类脂质溶解物进行选择性吸收，这也是许多药品和化妆品可以通过皮肤吸收的主要原因。

5.感觉作用

皮肤的真皮层里有丰富的感觉神经末梢，可接受温觉、触觉、痛觉和压觉等感觉信号。我们的身体通过皮肤的感觉作用来感受外界的各种刺激。

DNA、RNA和蛋白质

挖掘潜在的能量：身体功能

为什么我们的身高和长相各不相同？这是因为我们每个人的基因不同。我们的细胞里存在着46条染色体，每条染色体上都有很多遗传因子，也就是我们常说的基因。据统计，我们每个人有2万～2.5万个基因，这些基因决定了我们的身高、长相和智力等。

为什么我们长得既像妈妈又像爸爸呢？这是因为我们每个人有23条染色体来自爸爸的精子，另外23条染色体来自妈妈的卵子，精子与卵子结合就形成了我们生命的最初细胞——受精卵。受精卵在分裂时，有序复制了精子和卵子中的遗传信息，爸爸和妈妈的外貌、智力、血型和性格，甚至疾病都可能在我们的身上体现出来。

染色体是由什么组成的？遗传信息又是怎么回事呢？染色体主要是由DNA和蛋白质组成的，遗传信息都储存在DNA分子上。

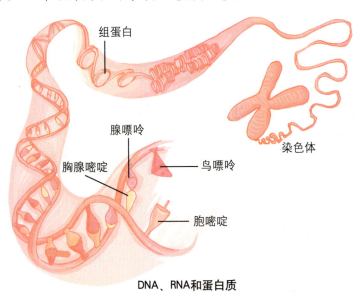

组蛋白

腺嘌呤

胸腺嘧啶

鸟嘌呤

胞嘧啶

染色体

DNA、RNA和蛋白质

DNA

什么是DNA呢？DNA是脱氧核糖核酸的英文简写，脱氧核糖核酸是一种蕴含遗传信息的生物大分子，由4种脱氧核糖核苷酸按一定顺序排列形成，这4种脱氧核糖核苷酸之间的区别就是它们所含的碱基不同，分别用符号A、T、C、G来表示，4种碱基的排列顺序蕴藏着众多的遗传信息。在正常情况下，DNA以双螺旋链状态存在于细胞核内，就像一个盘旋而上的楼梯，碱基在中间的阶梯上，它们手拉着手，而且永远是A与T牵手，C与G牵手。DNA的这种空间结构是由沃森和克里克两位科学家提出的，该结构的提出开启了分子生物学时代，具有划时代意义，1953年这两位伟大的科学家因此获得了诺贝尔医学与生理学奖。

如果细胞核内的DNA螺旋链被拉成一条直线的话，这条线将接近2米长。DNA被压缩在直径只有几微米的细胞核内，其中蛋白质参与了这个过程。基因是一整条DNA链当中的一个片断。不是随随便便截取一段DNA就可以被称为"基因"，基因必须满足一定条件，即这段DNA可以通过它的碱基序列产生有功能的其他生物大分子，即蛋白质或RNA，最终起到决定人体某种生命现象的作用。例如癌基因，它的启动可能导致某种肿瘤的发生。我们体内所有的基因总和称为"基因组"。1990年，人类基因组计划开始启动，其宗旨是测定人类DNA中所有碱基对的排列顺序，从而绘制出人类基因组图谱，中国参与了1%的测序工作。2006年人类基因组计划完成，共对大约2.5万个基因进行了染色体定位，构建了人类基因组遗传图谱和物理图谱。人类基因组研究的目的不只是为了读出全部DNA序列，更重要的是读懂每个基因的功能，以及某一基因与某种疾病的关系，真正对生命进行系统、科学地解释，达到从根本上认识生命的起源，探寻个体间差异的原因、疾病产生的机制，以及了解长寿和衰老等基本生命现象的目的。

RNA

核糖核酸是核酸的一类，其英文缩写为RNA，由4种核糖核苷酸组成。通常RNA分子结构呈单链，包括信使RNA、转运RNA和核糖体RNA。RNA是DNA和蛋白质的中介，将DNA分子上的遗传信息转抄下来，进而指导蛋白质的合成。

蛋白质

蛋白质是生命的物质基础，没有蛋白质就没有生命。人体内蛋白质的种类繁多，性质和功能各不相同，但都是由20种氨基酸按不同比例组合而成的，并在体内不断进行代谢与更新。食物中的蛋白质进入体内后，首先降解为氨基酸，然后被机体利用。我们机体可以合成一些氨基酸，但有8种氨基酸是我们自身不能合成的，称为"营养必需氨基酸"，它们只能从食物中摄取来。蛋白质是构成机体组织和器官的重要成分，同时蛋白质参与所有的生命活动，所有的生命表现都是由若干蛋白质相互协调来完成的。

我们体内蛋白质中氨基酸的排列顺序是由信使RNA上的4种碱基顺序决定的，而信使RNA上的遗传信息又是从DNA上转抄来的，这个过程称为"基因表达"。基因通过蛋白质决定了我们所有的性状。

生命的开始

　　每一个新的生命都是一个奇迹，奇迹的诞生需要漫长的过程。我们每个人就是奇迹本身，那么我们是如何呱呱坠地的呢？

　　生命开始的基础是精子和卵细胞的完美结合，精子就像是成千上万的"运动员"，卵细胞好比"奖杯"，每一个"运动员"都会拼尽全力为最后的胜利而奋斗。胜利者往往只有一个，那么谁会捧起奖杯呢？又是什么让它成为最后的胜利者呢？

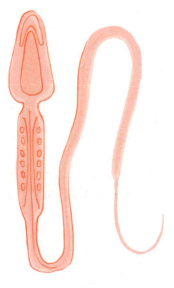

精子

起跑线上的勇士——精子

　　精子是男性的生殖细胞，其形状像一只小蝌蚪，长50～60微米，是人体内最小的细胞。精子分为头部和尾部，尾部很长，通过摆动尾巴向前游动。绝大多数的精子都是活力四射的，它们从女性阴道口就开始了漫长艰苦的长征，但并不是每一个精子都是幸运儿，双头、无尾、断尾等形态的精子已经输在了起跑线上。

精子的活动

　　精子从子宫颈口游到输卵管壶腹部，全长大约15厘米，相当于精子自身长度的好几千倍，而且危险重重。阴道内一般为酸性环境，而精子比较适应碱性环境，所以，在阴道内呆上2小时的话，90%的精子会死亡，因此，精子们争先恐后地向比赛的终点——输卵管壶腹部前进。精子在阴道的酸性环境中焦急地寻找着子宫颈的入口，接触阴道壁外层的精子就壮烈牺牲了。剩下的寻卵大军，在子宫颈口附近，不可避免地发生相互碰撞，伤亡的数字也很大。

精子来到子宫颈口后，子宫颈黏液挡住了去路，怎样穿过宫颈管进入子宫腔又成为一个难题。如果此时正值女性的排卵期，那么精子面对的阻碍就小了很多，此时子宫颈黏液量多且稀薄，碱性增强，对精子起到了一定的保护作用，而且黏液中所含白细胞数量下降，降低了对精子造成损伤的机会，使较多的精子能够继续存活。而在其他时期，子宫颈黏液少且黏稠，酸性较强，白细胞数量较多，这些因素都促使更多精子在此处停止了征程。另外，子宫颈黏液里有无数的蛋白质纤维，它们相互连接组成一道道"栅栏"，只有身强力壮的精子才能穿过重重包围，而那些畸形精子或者体弱力衰的精子就被挡在了"栅栏"之外。经过子宫颈黏液筛选后，进入子宫腔和输卵管的精子都是众多精子中的佼佼者。

精子成功进入子宫腔后，还需在子宫腔中接受更为残酷的考验，其中体力差点的精子将会中途退出，只有意志坚定、耐力持久者才能到达输卵管位于宫腔内的开口处。女性有两条输卵管，而只有一条输卵管中会有卵细胞。在这里，精子会兵分两路，扑空的精子从输卵管的伞端游出，然后牺牲在腹腔里。走对路的精子还需通过狭窄的输卵管峡部，再次损兵折将，最后能够胜利到达壶腹部的精子仅有20～200个，其中最快到达终点的精子仅需几分钟，大多数精子到达的时间为1～1.5个小时。

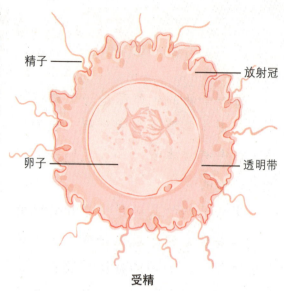

精子 —— —— 放射冠

卵子 —— —— 透明带

受精

奇妙的受精过程

　　精子和卵子的结合过程叫做受精，整个过程约需24小时。卵细胞进入输卵管时，外面包着一层透明带，再外面是一圈放射冠，它们起着保护卵细胞的作用，同时还能释放一种引诱精子的物质，以利于精子的寻找和黏附。当精子发现卵细胞后就会一拥而上，从自己的头部顶体中释放出顶体酶，溶解卵子外围的放射冠和透明带，然后把头部钻到卵子外壁上，就像一个不断旋转的钻头，不断拍打着尾巴，努力穿过放射冠。其中最强壮的精子第一个穿过透明带，精子细胞成分进入卵细胞后，卵细胞马上就发出指令关上"大门"，拒绝任何"第三者"的闯入。最后，精子与卵细胞的细胞核相互融合，形成受精卵，宣告受精完成，也标志着新生命的诞生。

胎儿在妈妈子宫内的生活

　　俗话说十月怀胎，我们每个人在出生前都要在母亲的肚子里待上很长时间。那么，在那样一个黑暗的环境中，胎儿是如何呼吸、如何生活的呢？又是如何从一个细胞成长为一个婴儿的呢？带上这些问题，让我们一起重温"胎儿时光"。

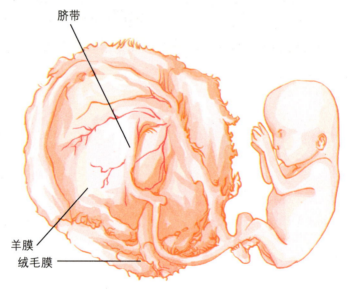

脐带

羊膜
绒毛膜

在子宫内的胎儿

胎儿的成长过程

　　我们每个人都是由受精卵发育而成的。一个精子与一个卵细胞的成功结合形成受精卵，受精卵开始分裂再分裂。最初的细胞形成一个小球，称为"胚种"，这个胚种充满液体，很快完成几次变化，随后分成三个不同的层。上层或外胚层将发育成为表皮、指甲、头发、感官和神经系统；内胚层将发育成为消化系统、肝、胰脏、唾液腺和呼吸系统；中胚层最后发育成为真皮、肌肉、肌腱、循环系统和排泄系统。

　　受精卵是一个肉眼刚刚能够看到的单细胞，重量不足0.01克，但经过短短的"十月怀胎"就增加到3千克左右，重量增长10亿倍，细胞数目增长到100万亿个。在这个过程中，胎儿发生了巨大变化：

第1个月末，胎儿开始迅速生长。在这个时期，脊椎形成，脊椎的另一头有一个小小的尾巴，脑组织、脊髓、神经系统和眼睛都具有了一定的雏形。此时，胎儿开始有血管，心脏尚未形成，但在心脏生成的部位有心跳。此外，脑部、眼睛、嘴巴、内耳、消化系统、手和脚开始发育，胎儿长约半厘米。

第2个月，胎儿长约3厘米，重约1克，面部、肘、膝部、手指和脚趾开始成形，骨骼变得强健，开始有了轻微动作。此时的胎儿还没有感知外界的能力，因此胎儿的父母不应沾烟酒。

第3个月，胎儿长约7厘米，重约28克，牙齿、嘴唇和生殖器开始发育，已经会踢脚、握拳、转头、眯眼和蹙额，甚至还会扮鬼脸。但此时由于胎儿太小，母亲仍无法感觉到胎儿的存在。

第4个月，胎儿长约18厘米，重约113克，已基本发育完全，头发、眼眉、睫毛、指甲和脚趾甲开始生长，声带和味蕾也已长成。此后，胎儿不断成长，也开始挑食，爱吃新鲜的水果、蔬菜和富含蛋白质的食物。

第5个月，胎儿长约25厘米，重224～500克，长出头发，身体各部分的器官逐渐成长，胎动愈来愈强烈。从这个阶段开始，胎儿可以听见母亲的心跳、说话声和音乐，孕妇也可以感受到胎儿在肚子里的反应。这时如果和小家伙聊天，他是能够感知到的。

第6个月，胎儿长29～35厘米，重560～680克，小脑快速发育，长出第一缕头发，可以开闭眼睛，手印和脚印已形成，并可以用力吮吸大拇指。

第7个月时，胎儿体重比上个月增加一倍，重1.2～1.3千克，长35～42厘米，皮肤呈红色，略带皱纹。

第8个月，胎儿日渐长大，骨骼更强健，为脱离母体做准备。在这个阶段，胎儿睡的时间很长，一旦醒来就又踢又蹬，肺部发育很快，已经可以自己呼吸了。

第9个月，胎儿已做好人生第一次"旅行"的准备，从母亲体内出来并不一定那么舒服，出生后的第一次洗澡成为一种享受。

胎儿的生长环境

　　在漫长的发育过程中，脐带是重要的营养输送通道，胎儿通过它源源不断地从母体中获得营养物质来供自己发育成长。有一个屏障将母亲与胎儿隔开，这就是胎盘屏障，胎盘屏障的存在使得胎儿能够免受母亲体中一些有毒物质的损伤。羊水为胎儿提供了一个相对安全的生长环境，能保护胎儿免受伤害，并且维持子宫内平稳的温度。在14周前，羊水主要被胎儿表皮吸收。此后，胎儿的肾脏开始工作，胎儿开始吞咽羊水。胎儿周围羊水量相对恒定，它时刻处于吸收和释放的状态，没有停止，直到34周时，子宫内的羊水量仍足以使胎儿活动。

挖掘潜在的能量：身体功能

身体在青春期的变化

人的成长阶段可分为婴儿期、儿童期、青春期、成年期、中年期和老年期。青春期是从儿童期向成年期过渡的时期，在10～20岁之间。当我们挥手告别天真烂漫的孩提时代，青春的花朵就会在生命之树上逐渐绽放。在人生的这一特殊时期，朝气与活力伴随着躁动与困惑，成为我们人生之旅中一道独特的风景线，给我们留下永生难忘的记忆。最先向我们报告青春信息的是"荷尔蒙"这一使者，它使我们的身体进入一个"急风暴雨"式的生理发育期。现在，让我们来一同感受在青春期会经历的一种全新的体验吧。

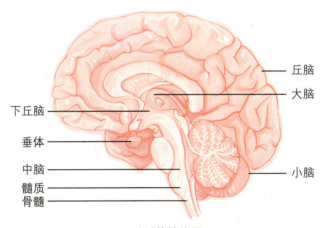

下丘脑

垂体

中脑

髓质
骨髓

丘脑

大脑

小脑

脑垂体的位置

青春期变化的总指挥——脑垂体

成长的历程是奇妙而又有趣的。脑垂体（下垂体）位于大脑中央，这个小小的器官只有一粒豆子那么大，但它是所有腺体的总指挥，也控制着人体整个成长过程。它告诉身体的其他腺体该做什么，当这个总指挥发出信号的时候，整个腺体系统就会行动起来。我们整个身体的发育计划就存在脑垂体里，在合适的时刻，它就会派一大群化学信使，即荷尔蒙——激素，告诉身体里的其他腺体："赶快行动起来吧，是该成熟的时候了！"

青春期发生的变化

青春期是每个人成长必不可少的阶段。女孩的青春期始于8～13岁，男孩的青春期始于10～15岁。在这个阶段，大脑释放两种激素：促黄体激素和促卵泡激素。

1.男孩在青春期的变化

激素会刺激睾丸，产生睾酮和精子。男孩的阴茎增大增粗，会在性幻想时勃起，并流出精液，出现梦遗。同时，男孩的肩膀会变宽，声音会变深沉。我们知道父亲的声音要低沉很多，原因是什么呢？他的声音一直都是低沉而粗哑的吗？当他还躺在婴儿床上咿呀咿呀地学习说话的时候，他的声音就是低沉的吗？当然不是。他并不是一生下来就拥有这样的嗓音，而是在青春期才转变成现在的声音，而同样的情形也将发生在我们身上。在整个变声过程没有完成之前，青春期的男孩们总是会为自己的嗓音而感到难堪，因为声音还不稳定，十分难听。这样的情形会持续几年，但男孩们大可不必感到紧张，或者忧心忡忡，因为嗓音很快就会变得低沉并且稳定下来，声带的发育是要花费一些时间的。

在青春期，男孩的身体会以更快的速度成长。他们身上的肌肉也会更像成熟男人身上的肌肉，身体会变得更加强壮，身材会更加匀称，这就是为什么和小学五六年级的男生相比，高中男孩的体魄更加强健。在这个阶段，男孩的身高、体重、力气和柔韧度都有急剧的增长。另外，他们会发现自己的脸上开始长出胡须，要像爸爸那样时常刮胡子，腋下和生殖器官周围开始长出体毛，生殖器官也逐渐变大，长得更像一个成年男子。这些征兆都说明小男孩已经永远地消失了，一个真正的成熟男人出现在这个世界上。这个奇妙的变化就好比毛毛虫的蜕变过程。毛毛虫吐丝成茧，用茧将自己层层裹住，一段时间之后，它将会冲破茧的束缚成为蝴蝶。当然，小男孩身上的变化不像毛毛虫的变化那么大，但经

历 "成熟的阶段"之后，会与过去截然不同。

2.女孩在青春期的变化

在青春期，两种激素会刺激女孩的卵巢。进入青春期以后，我们会发现袖子和裤腿总是过一段时间就变短，身体生长处于"加速"状态，这种状况一般可持续2～3年。当达到生长顶峰时，我们一年可长高10厘米。青春期过后，女孩身高基本就固定了，这时乳房开始增大，并偶尔伴有痛感，臀部的脂肪堆积增加，"变胖"成为女人的一部分。此时，刻意节食有损健康。女孩乳房开始增大后的2～2.5年内，第一个月经周期到来。青春期的心理是敏感多变的，我们会体验到前所未有的强烈情感体验，冲朋友和家人发脾气的次数明显增多。其实，这只是大脑在努力适应身体的变化。青春期的孩子会注意到腋窝等部位的气味浓烈了一些，其实这正是个人的体味，注意清洁即可。此外，女孩的阴道里会流出白色、黏液似的分泌物。青春痘在青春期也会出现，脸部、前胸和后背都可能遇到麻烦，注意保持皮肤清洁很重要，严重的话可咨询医生。

血液和血管

在我们身体内分布着许多粗细不同的血管，在这些"管道"中有一种液体日夜不停地流淌着，这就是血液。我们的血液是什么颜色？我想大家肯定异口同声地说是红色的，但为什么我们的血液是红色的呢？下面就让我们来揭秘吧！

红色的血液

当我们把一滴血放到显微镜下观察，就会发现在其中有种红色的盘状细胞含量最多，我们称其为"红血球"，又称为"红细胞"。血液中的红细胞特别多，在很小的一滴血液中，就有好几百万个红细胞。红细胞富含一种含铁的物质——血红蛋白，它们的存在使红细胞呈现红色，血液也因此呈现红色。

血管的颜色

血管分为动脉、静脉和毛细血管三种。血管本身的颜色是白色，我们看到的手背上的血管是静脉，它们离皮肤很近，手背和脚背上的静脉血管在皮下；而动脉深藏在身体内部，从皮肤上看不到。我们知道，如果一个白色或透明的袋子里装上红色的物质，那么这个袋子就会呈现出红色，可是为什么我们手背上的血管却是青色的呢？这就要先从血液的作用谈起。

血液将新鲜的氧气和营养物质运输到全身各处，将组织细胞产生的二氧化碳和废物运输到排泄器官，排出体外。血液的这种运输功能是通过血管实现的。血液在静脉和动脉内循环流动，毛细血管是血液与组织进行物质交换的场所。人体内的血液流动称为"血液循环"，血液循环系统由心脏和血管组成。心脏不知疲倦的跳动是血液流动的动力，血管

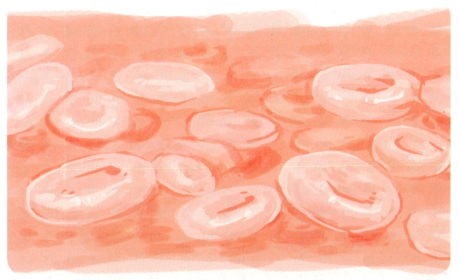

红细胞

是血液流动的管道。动脉里流动着新鲜的血液，含有丰富的营养物质和氧气，氧气与红细胞里的血红蛋白结合生成鲜红的氧合血红蛋白，所以动脉血是红色的。静脉里富含二氧化碳，氧合血红蛋白含量下降，所以静脉血是暗红色的。由于我们的皮肤是黄色的，所以看起来我们的血管是青色的。

血液的组成和作用

　　大家一定都有过流血的经历吧，如果注意观察，我们会发现血液是黏黏的，而且在空气中静止一段时间后原本呈液态的血液会凝结成块状。我们可以想到，血液中一定存在某些固体物质。

血小板　　白细胞　　　　红细胞

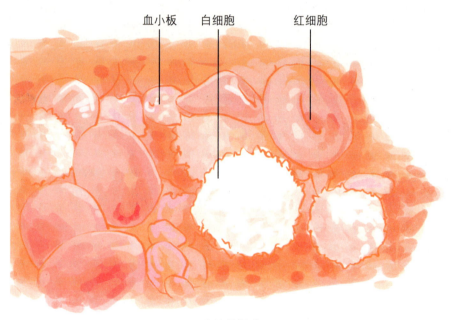

血液的组成

血液的组成

　　血液主要由血浆和悬浮于其中的血细胞组成，为浅黄色半透明液体，大部分是水，还含有少量的无机盐和血浆蛋白。水是血液的主要组成部分，是血液能够流动的基础。无机盐的存在使血液酸碱度控制在一定的范围内，是其他成分发挥正常生理功能的基础。血浆蛋白包括很多种，其中含量最多的是清蛋白（白蛋白），大概占血浆总蛋白的一半，其他为球蛋白和纤维蛋白原。血浆蛋白具有重要的功能，如白蛋白的运输（脂肪酸的运输）和营养作用，纤维蛋白原参与血液凝固，球蛋白的抗病原微生物入侵的作用等。血细胞包括红细胞、白细胞和血小板三类，其中红细胞数量最多，占血液总细胞数的99%，白细胞最少。每一种血细胞都有自己独特的功能。

氧气运输员——红细胞

在正常生理状况下，1升血液中，中国成年男性红细胞的数量为 $(4 \sim 5.5) \times 10^{12}$ 个，女性为 $(3.5 \sim 5) \times 10^{12}$ 个。红细胞内的蛋白质主要为血红蛋白。中国成年男性血红蛋白的浓度为每升120～160克，成年女性为每升110～150克。血液中红细胞的数量和血红蛋白的浓度低于正常值时称为"贫血"。贫血的人经常头晕，没有力气，嘴唇结膜苍白。如果出现上述的情况，我们一定要到医院化验血液，看看是不是贫血，是什么原因导致的。血红蛋白的成分之一是铁，最常见的贫血原因是缺铁。

正常的红细胞没有细胞核，呈双凹圆盘状，红细胞的这种形态使其能够穿过狭窄的毛细血管。机体血液内的红细胞不停地在血管中奔跑着，运输氧气和二氧化碳。红细胞的这种功能是靠细胞内的血红蛋白来实现的。血液中98.5%的氧是与血红蛋白结合成氧合血红蛋白的形式存在的。在肺部，血红蛋白与氧结合，将氧气带到全身各处组织，卸下氧气，装上组织产生的二氧化碳返回肺部排出体外，如此反复，日夜不停地工作着，所以我们称它为勤劳的"氧气运输员"。

人体卫士——白细胞

白细胞是一种无色、有核的细胞，呈球形，可以分为中性粒细胞、嗜酸性粒细胞、嗜碱性粒细胞、单核细胞和淋巴细胞5类。前3类的细胞质中含有嗜色颗粒，统称为"粒细胞"。正常成年人每升血液中白细胞的数量为 $(4 \sim 10) \times 10^9$ 个，其中中性粒细胞可达50%～70%，淋巴细胞的数量次之，可达20%～40%。

各类白细胞均能参与机体的防御。白细胞之所以具备这种功能，是因为它具有变形、游走、趋化、吞噬和分泌等特性。当机体某部位出现炎症时，B淋巴细胞向微生物投掷大量的抗体，抗体使微生物不再起任何作用，除淋巴细胞以外的各类白细胞穿过毛细血管壁，到达炎症部位，吞噬病菌，进而将病菌消化和杀灭。白细胞还可以分泌干扰素等细胞因子，参与炎症反应。中性粒细胞是血液中的主要吞噬细胞，当机体出现炎症时，我们血液中的中性粒细胞数量增多。单核细胞成熟后变为巨噬细胞，其吞噬功能远高于中性粒细胞。血液中的各类白细胞通过合作，与病菌做斗争。但有时候，病菌会获胜，这时我们就会生病。嗜酸性和嗜碱性粒细胞与荨麻疹、哮喘等超敏反应有关。当我们生病时，去医院要化验血液中的细胞，来判断我们得了什么病。

血小板的作用

血小板在较长一段时间里都被看做是血液中无功能的细胞碎片。直到1882年，意大利医生J·B·比佐泽罗发现它们在血管损伤后的止血过程中起着重要作用，才首次提出血小板的命名。血小板是人体内最小的血细胞，呈双面微凸的圆盘状。血小板没有细胞核，在血管壁完整性的维持和生理性止血过程中发挥着重要作用。正常成年人每升血液中血小板的数量为（100～300）×10^{9}个。当血管损伤时，血小板可以被激活参与生理性止血过程。

血液的产生

我们的血液从哪里来？在我们体内有些器官具有造血功能，这些器官被称为"造血器官"。

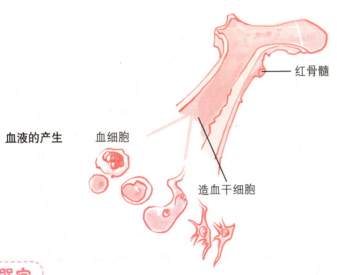

血液的产生　血细胞　　　　　　　　　　　红骨髓

造血干细胞

造血器官

造血器官包括骨髓、胸腺、淋巴结、脾脏和肝脏，其中骨髓、胸腺、淋巴结和脾脏又称为"淋巴器官"。这些器官能够生成并支持血细胞的分化、发育和成熟。成年人的各种血细胞都发源于骨髓。骨髓腔大约在妊娠5个月时形成，胚胎早期是由其他器官进行造血的，血细胞来源于卵黄囊，卵黄囊为胚胎造血。从胚胎第二个月开始，肝脏和脾脏开始造血，产生红细胞、白细胞和血小板，取代了卵黄囊的造血作用。胚胎发育到第四个月，肝脾的造血功能减退，骨髓开始造血并逐渐加强。胎儿后期出现胸腺造血。婴儿出生时，几乎完全依赖骨髓造血。骨髓能制造红细胞、白细胞和血小板等各种血细胞。脾脏、淋巴结和淋巴组织也能造血，但只产生少量的单核细胞和淋巴细胞。在婴幼儿期，由于缺乏造血功能的储备，在造血需要增强时，肝脏和脾脏的造血功能可以被重新激活，来补充骨髓造血功能的不足，起到代偿作用。儿童4岁以后，骨髓腔的增长速度超过了造血细胞增加的速度，一些脂肪细胞进入骨髓，填充多余的骨髓腔。骨髓造血在开始时分布于全身骨骼，18岁以后只有颅骨、肋骨、胸骨、脊椎骨、髂骨和长骨（股骨和肱骨）近端的骨骺处才能造血，但足以进行正常的造血功能。如果出现骨髓外造血，则是造血功能紊乱的表现。

骨髓

成年人的造血器官是骨髓。骨髓是一种海绵样胶状的脂肪性组织，封闭在坚硬的骨髓腔内，分为红骨髓和黄骨髓。红骨髓是具有活跃造血功能的骨髓。从出生到4岁时，人体全身骨髓的髓腔内均为红骨髓。5岁后随着年龄的增长，红骨髓开始脂肪化。到18岁时，红骨髓仅存在于扁平骨、短骨和长管状骨的近心端。黄骨髓是脂肪化的骨髓，主要由脂肪细胞组成。健康成年人黄骨髓约占骨髓总量的50%。黄骨髓保持着造血的功能，当机体需要时，又可重新转变为红骨髓参与造血，因此在正常情况下，骨髓造血的代偿能力还是很强的。一个成年人的骨髓每周可以生产500毫升血液的红细胞。身体健康的人，一次流出的血只要不超过500毫升，就可以通过骨髓造血来补充。我们献血每次最多只献400毫升，所以不会影响我们的健康。

造血干细胞

各类血细胞均起源于造血干细胞，造血干细胞可以进行自我复制和多向分化。自我复制功能保证该细胞的数量稳定，多向分化能力则保证其分化为红细胞、白细胞和血小板。每种血细胞都有一定的寿命，当一个血细胞死了，骨髓的造血干细胞就要产生一个新的血细胞来取代它，从而保证血液中各种细胞数量的稳定。在通常情况下，红细胞的寿命大约是120天，白细胞的寿命是6～9天，血小板的寿命大约是10天。

如果造血干细胞出现问题的话，将直接影响血液的组成，进而人体出现相应的疾病。当我们受到某些物理因素、化学因素和生物因素的损害时，造血干细胞将发生质或量的变化，从而出现一些疾病，例如再生障碍性贫血。

输血时要求血型相同

病人输血时，供血者的血型必须与病人的血型相同，否则病人本身的血液会与输入的血液发生反应，出现血液凝固，会有生命危险。

这是什么原因导致的呢？下面就让我们来探索血型的奥秘吧。

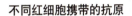

不同红细胞携带的抗原

红细胞抗原A   红细胞抗原B

红细胞

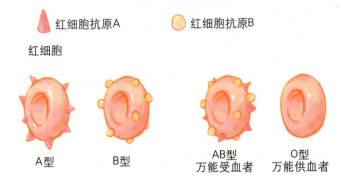

A型　　　B型　　　AB型　　　O型
　　　　　　　　万能受血者　万能供血者

血型系统

人体内重要的血型系统是ABO血型系统和Rh血型系统，其中ABO血型系统是人类最早认识的血型系统，也是最为重要的血型系统。

1.ABO血型系统

1900年，奥地利维也纳大学的生物学家卡尔·兰德施泰纳首次发现了血型。通过混合不同人的血清和红细胞，他发现了A、B、O三种血型，他的学生随后发现了第四种血型——AB型。兰德施泰纳因此获得1930年度诺贝尔生理学或医学奖。

ABO血型系统根据血液中红细胞表面的两种凝集原（A抗原和B抗原）的有无，将人类的血液分为A型、B型、AB型和O型。只有A抗原的是A型血，只有B抗原的是B型血，A与B两种抗原都存在的是AB型血，A与B两种抗原都没有的是O型血。不同血型者的血清里可能存在抗

A抗体或抗B抗体（也称血凝集素），A型血者的血清中只含有抗B抗体，B型血者的血清中只含有抗A抗体，AB型血者的血清中没有抗A和抗B抗体，而O型血者的血清中则含有抗A和抗B两种抗体。A抗原和抗A抗体、B抗原和抗B抗体是两对冤家，当它们碰到一起时，就要"打架"，引起红细胞聚集在一起，出现凝血反应。例如当一个A血型的病人（含抗B抗体）错输入B型血，会立刻导致体内的抗B抗体与供血者红细胞表面的B抗原结

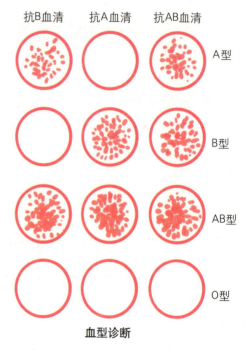

血型诊断

合，导致红细胞聚集，出现凝血。相同的抗原——抗体反应也会在B血型者输入A型血或O型血者输入其他血型的血液时发生。只有AB血型的人体内没有抗A抗体和抗B抗体，可以接受其他血型的血液，AB血型的人被称为"万能受血者"。而各种血型的人均可以输入O型血（没有凝集原），O型血的人被称为"万能供血者"。但这里的万能也是相对的，除非万不得已，我们尽量输入同型血。

2.Rh血型系统

Rh血型系统，即恒河猴血型系统，重要性仅次于ABO血型系统，主要是根据人类红细胞表面"RhD抗原"的有无来划分Rh阳性和Rh阴性。Rh+，称为"Rh阳性"，表示人类红细胞有"RhD抗原"；Rh−，称为"Rh阴性"，表示人类红细胞没有"RhD抗原"。Rh血型系统一般不存在天然抗体，因此第一次输血时不会发现Rh血型不合。但Rh阴性的受血者接受了Rh阳性血液后，会产生免疫性抗Rh抗体，如果再次输受Rh阳性血液时，即可发生溶血性输血反应。

在我国大多数人群中，Rh阳性者约占99%，而Rh阴性者只占1%左右。但有些少数民族，例如塔塔尔族和苗族等，Rh阴性者的比例较高，

可达10%以上，在这些民族居住的地区，Rh血型问题应该受到重视。

血型的遗传

同学们，你知道自己的血型吗？如果不知道，可以问问父母的血型，从他们的血型就能推断出我们可能是哪种血型。

我们每个人都继承了两种血型基因，分别来自父亲和母亲。下表为我们标注了父母的血型和子女可能的血型。让我们来推断一下自己的血型吧。

父母的血型		基因		子女的血型（%）					
				O型	A型		B型		AB型
				OO	AA	AO	BB	BO	AB
O	O	OO	OO	100					
O	A	OO	AA			100			
		OO	AO	50		50			
O	B	OO	BB						100
		OO	BO	50				50	
O	AB					50		50	
A	A	AA	AA		100				
		AA	AO		50	50			
		AO	AO	25	25	50			
A	B	AA	BB						100
		AA	BO			50			50
		AO	BB					50	50
		AO	BO	25		25		25	25
A	AB	AA	AB		50				50
		AO	AB		25	25		25	25
B	B	BB	BB				100		
		BB	BO				50	50	
		BO	BO	25			25	50	
B	AB	BB	AB				50		50
		BO	AB			25	25	25	25
AB	AB	AB	AB		25		25		50

生理性止血

当我们受伤流血后，血液并不会全部流出来，这是为什么呢？原来，当血管受损害或破裂时，血小板受刺激，由静止相变为机能相，迅速发生变形，在破损处凝聚成团；同时在凝血因子的作用下，使血浆内的凝血酶原变为凝血酶，后者又催化纤维蛋白原变成丝状的纤维蛋白，与血细胞共同形成凝血块止血。现在，让我们来详细地了解一下这方面的知识吧。

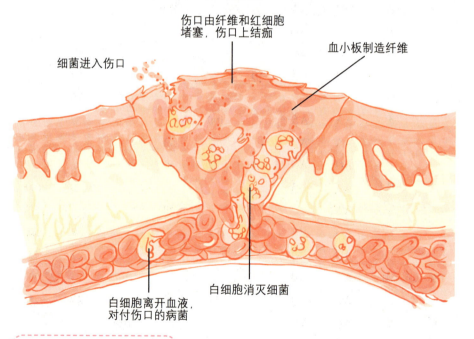

凝血的过程

伤口由纤维和红细胞堵塞，伤口上结痂

血小板制造纤维

细菌进入伤口

白细胞消灭细菌

白细胞离开血液，对付伤口的病菌

什么是生理性止血

在正常情况下，小血管受损后引起的出血在几分钟内就会自然停止，这是我们机体的自我保护机制之一，称为"生理性止血"。生理性止血需要多种因子和机制相互作用来维持一个平衡状态，既要保证不能影响全身的血液流动，又要在局部受损部位发挥止血作用。当一个人生理性止血功能减退后，就有出血的危险，比如身体某部位受伤后可能出血不止，甚至危及生命；而如果该功能过度激活的话，就有发生血栓的倾向，导致血液栓塞，例如出现心肌梗死或脑梗死。可见需要把握好这个度，少则不达，过犹不及。我们的机体就像是一台精密的仪器，所有的事情都要恰到好处。

生理性止血的过程

生理性止血包括三个过程，即血管收缩、血小板血栓的形成和血液凝固。

1. 血管收缩

当血管受损后，受损血管局部和附近的小血管开始收缩，使局部的血液流量减少。如果破损不大，则血管收缩可使血管破口封闭，从而达到止血的目的。

2. 血小板血栓的形成

血管损伤后，1～2秒内就有少量的血小板黏附在受损部位，这是形成止血栓的第一步，起到定位的作用。随后，一些因子的释放使血小板激活，在受损局部发生不可逆的聚集，形成血小板血栓，从而将伤口堵塞，达到初步止血的作用。

3. 血液凝固

血管受损也可启动凝血系统，在局部迅速发生血液凝固。血液凝固是指血液由流动的液体状态转变成不能流动的凝胶状态，也就是血浆中的一种可溶性纤维蛋白原转变成不溶性纤维蛋白的过程。纤维蛋白交织成网，把血细胞和血液的其他成分网罗在里面，从而形成血凝块。

血液凝固过程很复杂，需要很多凝血因子的参与。凝血因子是指血液和组织内所有参与血液凝固的物质，在血管受损时被激活，和血小板粘连在一起，填补血管上的漏口。目前已知的凝血因子有14种，除其中一种凝血因子是钙离子外，其余的凝血因子都是蛋白质。血液凝固是由凝血因子按一定的顺序相继激活，最终使纤维蛋白原变为纤维蛋白的过程。

如果我们把血液比作水流，把血管比作大坝，当血管破裂时就像大坝决堤一样，导致血液冲出"大坝"形成流血现象。由于血小板的存在，形成了凝血块，像沙袋一样填补在"决堤"处阻止了血液的外流，防止失血过多导致身体机能障碍。

纤维蛋白的溶解

在正常情况下，组织损伤后形成的止血栓完成止血使命后将逐步溶解，从而保证血管的畅通。止血栓的溶解主要依赖于纤维蛋白溶解系统。如果该系统活动亢进，则可能因止血栓的提前溶解而有重新出血的倾向；如果该系统活动迟缓，则不利于血管的再通，加重血栓栓塞。

心脏总在跳动

　　我们的心脏从胎儿时期就开始不停地跳动，它不知疲倦地执行着自己的使命，直到我们生命的最后一刻。那么，在每个生命个体里心脏究竟扮演着怎样的角色呢？它为什么总在跳动？它又是怎样保持相对恒定的频率呢？

心脏的构造

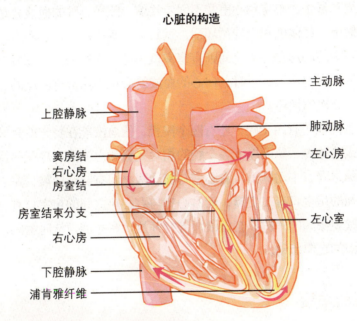

- 主动脉
- 上腔静脉
- 肺动脉
- 窦房结
- 左心房
- 右心房
- 房室结
- 房室结束分支
- 左心室
- 右心房
- 下腔静脉
- 浦肯雅纤维

心脏是血液循环的指挥官

　　在人体的循环系统中，心脏发挥着动力泵的作用。血液由心脏泵出到达全身组织再流回心脏，如此循环往复，起到运输氧气、二氧化碳、营养物质和废物的作用。于是心脏便以其泵血的功能成为血液循环系统当之无愧的统帅。

心脏的位置

　　多数人的心脏大约有自己拳头大小，位于身体胸腔的左侧。它的前方是胸骨和肋软骨，后方是食管和椎骨，两侧是肺。心脏形似倒置的圆锥，心尖位于最低处，由于它是左心室所在的位置，所以搏动最剧烈，如果将手掌放在左乳头附近，可以清楚地感受到心尖的搏动。

心脏的构造

　　心脏与肺和肝脏不同，它的中间是空腔的，心肌细胞构成了心腔的壁。心脏共有四个腔，分别为左心室、左心房、右心室和右心房。心脏不停地收缩和舒张，心房和心室并不同步收缩。流经心脏的血液总是从一侧的心室射出，经体内相应的循环后，返回另一侧心房。左心和右心是隔断的，而同侧的心房和心室之间则有房室口相通。这样一来，随着心脏节律性的舒缩，在房室口打开时，回心的血液就会从心房流进同侧的心室，等待进入下一次的循环。

　　心脏内除了有四个腔，还有四个瓣膜，使血液能在特定的时间流入特定的腔或动脉内，从而保证各个腔的相对完整和血液的有序循环。左心室与主动脉之间有主动脉瓣，右心室与肺动脉之间有肺动脉瓣，左心房与左心室之间的房室口有二尖瓣，而右心室与右心房之间的房室口有三尖瓣，这些瓣膜就像阀门一样，在血液顺流时开放，在血液逆流时关闭，从而保证了血液的定向流动。

心脏的功能

　　心脏的基本功能是收缩和舒张。心脏通过收缩向组织供血，以供给组织和器官氧气和营养物质，并带走废物；心室的充分舒张，能保证血液回流，以便收缩时有足够的血液射出。左心室收缩时向主动脉射血，主动脉瓣开放，血液射出后，主动脉瓣便关闭，以防进入动脉的血液再反流入左心室；收缩的心肌恢复原样，即进入心室舒张期。左心室舒张时，二尖瓣在压力作用下开放闸门，使得左心房内的血液顺利流进左心室内，使心室重新充盈起来。右心与左心类似，右心室收缩，肺动脉瓣开放，血液射入肺动脉后关闭；接着右心室舒张，三尖瓣打开，右心房内的血液流入右心室内以充盈右心室。

心脏之所以具有这样的功能，是因为它是由一种独特的肌肉细胞构成的，这种独特的肌肉细胞就是心肌细胞。心肌既不像骨骼肌那样能够受我们的意识支配，也不像胃肠道的平滑肌那样完全自主地蠕动，而是按照一定频率、一定幅度有规律地收缩舒张。

心肌细胞包括普通心肌细胞、窦房结起搏细胞和特殊传导细胞。心脏的节律性的舒缩是由心脏内不同的心肌细胞共同配合来完成的。普通心肌细胞是构成心房和心室肌的主要成分，负责心脏的舒缩活动，是心脏泵功能的执行者，又称为"工作细胞"。窦房结起搏细胞位于窦房结内，能够自动产生节律，使心房和心室按照一定周期进行舒缩运动。它的自动节律周期平均为0.8秒，所以正常成年人的心率平均约为每分钟75次。窦房结起搏细胞掌管着心脏正常的搏动频率，所以我们的心律也被称为"窦性心律"。正是由于窦房结细胞不断地发出起搏信号，才使心肌能够有规律地进行舒缩活动，我们的心脏才能够不停地跳动。心脏内还有一类传导细胞，负责将窦房结产生的自主节律传到每一个心室和心房。心肌的这三类细胞共同完成心脏的泵血功能，其中起搏细胞产生的自主节律让心脏可以不停地跳动。

体循环和肺循环

你知道血液从一侧心室泵出后，要经过怎样的循环才能回到另一侧心房吗？心脏的四个腔每两个一组，指挥着血液在两个不同的循环间穿梭。这两个循环分别是体循环和肺循环。

体循环从左心室出发，除了肺脏以外，体循环的血液流经全身各处后回到右心房，称为"大循环"。而肺循环则是从右心室出发，仅流经肺脏便返回左心房了，称为"小循环"。两个循环彼此并不孤立，一个循环回心的血液会在下一个心动周期进入另一个循环，所以体循环与肺循环联合起来才是完整的血液循环。那么，这两个循环有哪些不同呢？

体循环和肺循环的路径

1.体循环的路径

来自左心的动脉血，携带着充足的氧气和营养物质，随大动脉的逐级分支到达全身的毛细血管网。细胞从毛细血管里摄取营养和氧气，并将代谢废物和二氧化碳排放到血液里，这便是物质交换过程。血液缓慢地流过毛细血管后，汇入小静脉内，静脉血不断汇合，来自内脏和下肢的静脉血最后都汇入下腔静脉，而来自上肢和头部的静脉血则汇入上腔静脉，上、下腔静脉的血液一并流回右心房，这就是整个体循环的过程。

2.肺循环的路径

经过体循环回到右心房的血液，在右心室舒张、三尖瓣开放时，会顺势进入右心室。充盈后的右心室再收缩时，就会将血液射进肺动脉，血液在肺脏内同样经各级动脉分支到达肺泡壁毛细血管。随着人体不断地呼吸，本来与血红蛋白结合的二氧化碳会从血液中释放出来，而重获

肺循环和体循环

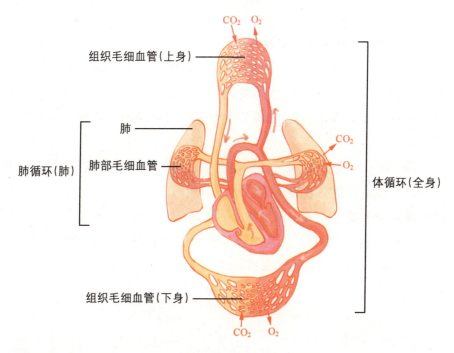

组织毛细血管（上身）

CO_2　O_2

肺

肺循环（肺）

肺部毛细血管

CO_2

O_2

体循环（全身）

组织毛细血管（下身）

CO_2　O_2

自由的血红蛋白便会结合更多新鲜的氧气使血液重新充满活力。在肺泡壁毛细血管内进行过气体交换后，满载氧气的血液顺着各级肺静脉最终注入左心房内。这就是一次完整的肺循环。回到左心房的血液会一刻不停地进入左心室参与下一次体循环。

体循环和肺循环的功能

1.体循环过程中的营养物质更新

人体每天所需的营养物质都来自食物，食物进入胃肠道后经消化吸收，最终变成小分子的营养物质进入血液。消化道和下肢的静脉，回心前都先汇入肝脏，在这里，一方面营养物质会被进一步处理，形成有用的氨基酸、脂肪酸和葡萄糖，过多的养分会被肝细胞合成肝糖原，将能量储存在肝脏；另一方面，各器官和肌肉的代谢产物，以及外来的有毒物质，例如药物，会在肝脏转化为无毒的物质。而血液中的代谢废物会经肾脏过滤出去。体循环中的血液，在消化系统吸收足够的营养，在泌尿系统将多余的废物排出，保证了全身各处的细胞都能有充足的营养供应。

2.肺循环完成了气体交换

肺的任务是呼吸，为机体带来氧气，排出二氧化碳。血液经肺动脉到达肺部后，二氧化碳被释放到肺泡，血红蛋白重新结合氧气，使经过肺循环后的血液重新充满了活力，是全身细胞有氧呼吸顺利进行的保障。

肺相对于其他器官来说，所包含的血液容量较大，安静时约为450毫升，也就是全身血液的9%左右。而当我们进行剧烈的体育锻炼时，肺的血液容量会随着呼吸加深加快而明显起伏。比如说，用力呼气时血液容量可减少到200毫升，而用力吸气时血液容量则可高达1000毫升。正是这样，当机体对氧气的需求不同时，肺才能应付自如。

动脉、静脉和毛细血管

作为血液的运输管道，不同节段血管的成分和性质都有所差别，分工也不尽一致。血管通常分为动脉、静脉和毛细血管三类。动脉和静脉常伴行，主要负责运输血液，而毛细血管常交织成网，是物质交换的场所。

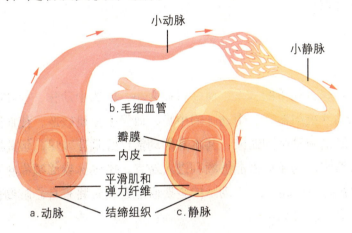

动脉、静脉和毛细血管

血管的一般结构

较大一些的血管，无论是动脉还是静脉，都具有内膜、中膜和外膜三层结构。内膜主要是由血管内皮细胞单层排列而成，内皮细胞间连接紧密，使大分子物质和血细胞不易漏出。中膜的主要成分是弹性纤维、胶原纤维和平滑肌，中膜的厚度和各成分的比例决定着血管的性质和功能，弹性纤维丰富、胶原纤维比较少时，血管壁富有弹性，平滑肌的舒缩活动使血管的口径能灵活变化。外膜主要是一些疏松结缔组织，含有少量的弹性纤维和胶原纤维，以及合成这些纤维的细胞。

并不是所有的血管都含有这三层结构，毛细血管的管壁就没有平滑肌和纤维组织，仅有一层血管内皮细胞，这种结构利于组织细胞从血液中摄取养分和氧气。动脉和静脉血管壁的三层结构的成分不同，决定了不同血管具有不同职能。

大动脉

大动脉是管径最粗的动脉，也是最具有弹性的动脉，体内的大动脉数量有限，包括主动脉、肺动脉和它们最大的分支。主动脉和肺动脉的中膜含有丰富的弹性纤维，使它们能够对心脏间断而大量的射血应对自如，既保证血压不会大起大落，也让循环中的血液可以不间断地流向外周。

中动脉

大动脉再往下的分支，血管口径变小，即为中动脉。中动脉将血液带到不同的组织器官。中动脉的中膜，血管平滑肌较厚，使血管富有收缩性。到达中动脉的血液，其本身的动能已经消耗殆尽，但此时血液尚未进入器官。为了血液能够顺利进入器官，中动脉就必须靠自身收缩来提高血液流动的动力。中动脉的主要职能是负责将来自心脏的血液分配到各个器官。

小动脉

到达器官组织后，动脉继续分支，管径越来越细，称为"小动脉"。小动脉收缩时缩窄的口径使血液流动的阻力急剧升高，明显影响动脉血压和器官血流量。小动脉继续向下走，平滑肌逐渐退化，最后完全消失，血管丧失舒缩活性，仅由单层内皮细胞围成，口径更窄，这就是毛细血管。

毛细血管

组织细胞与组织液直接进行物质交换，而组织液的成分又与血液进行交换。毛细血管的有效面积决定着物质交换是否充分。人体内的毛细血管含量极为丰富，例如，正常人在安静状态下，骨骼肌内的毛细血管仅开放20%～35%。有的毛细血管内皮紧密连接，只有小分子才能通过，如肺泡壁毛细血管是构成气血屏障的关键，属于连续毛细血管；有的毛细血管内皮之间形成若干空隙，允许中等大小分子滤过，以胃肠黏膜和肾小球最常见，属于有孔毛细血管；还有一种毛细血管管径比较大，内皮之间有很大的空隙，称为"血窦"，如肝血窦。

静脉

　　动脉周围常有静脉伴行，同一级别的静脉比动脉数量多，管径粗，血管壁较薄。静脉的弹性不如动脉好，血压稍有增高，就会发生明显的扩张。静脉的这些特点，使它储存了人体内60%～70%的血液，成为当之无愧的容量血管。

　　静脉也有平滑肌层，当循环回心血量需求增多时，静脉会发生明显的收缩，使储存在此的血液返回心房参与循环用血。人体内的脾脏、肝脏、腹腔大静脉和皮下静脉丛均是血液的储存库。

什么是血压

对于"血压"这个词，我们并不陌生。体检时，护士会用压脉带为我们测量血压。一些老年人患有高血压病，情绪一激动血压就会上升得厉害，严重的时候甚至会有生命危险。血压常常作为反映我们身体素质的一个重要指标，与我们每个人的健康都密不可分。那么，血压到底指的是什么？

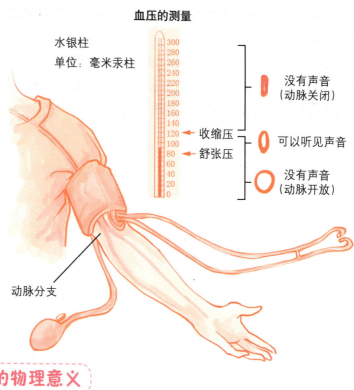

血压的测量

水银柱
单位：毫米汞柱

300 280 260 240 220 200 180 160 140 120 100 80 60 40 20 0

收缩压
舒张压

没有声音
（动脉关闭）

可以听见声音

没有声音
（动脉开放）

动脉分支

血压的物理意义

在物理课上，我们已经学过压力和压强的概念，这样血压的概念就不难理解了。血压是指血管内流动的血液对单位面积血管壁的侧压力。国际上压强的标准计量单位为帕或千帕，习惯上将毫米汞柱(mmHg)作为血压的单位。压力很小的血管，如大静脉，则常用厘米水柱作为单位。

挖掘潜在的能量：身体功能

血压的产生

动脉和静脉之间血压产生的决定因素有所不同，这与二者的血管壁性质和血液流动特点有关。动脉血压的产生与很多因素有关，如心脏的射血能力，动脉管壁的弹性，外周小血管对血液流动产生的阻力，以及管壁外的组织液对管壁形成的侧压力等。这些均影响动脉血流量，从而影响着动脉血压的高低。静脉的血液是从组织中逐渐收集来的，血管内血液的静压力和血管外组织液的静压力共同决定着静脉血压。

血压的生理意义

动脉血压与静脉血压相差甚远，它们各自有着重要的生理意义。动脉血压的数值能够直接反映身体的健康状态，临床诊断常用。根据我国公民的身体素质，一般认为成年人安静时血压超过140/90毫米汞柱即为高血压，低于90/50毫米汞柱即为低血压，最理想的血压值为120/80毫米汞柱。你知道这些数值都代表什么吗？

1.动脉血压和脉搏

心脏收缩时，主动脉内血压急剧升高，在收缩中期达到最大值，称为"收缩压"；心室舒张时，动脉血压开始降低，舒张末期达到最小值，称为"舒张压"。我国健康成年人在安静状态下的收缩压为100～120毫米汞柱，舒张压为60～80毫米汞柱。动脉血压可以反应心脏的舒缩功能。

心脏射血活动是间断的，为了保证动脉内的血压不会瞬间升高或降低，动脉也相应地跟着"搏动"，即发生弹性扩张和回缩，于是就产生了动脉脉搏。脉搏的频率、节律和强度能直接反映心脏的功能。手腕处的桡动脉位置比较表浅，离心脏也比较近，脉搏传到此处时搏动仍很明显，中医就是根据这个原理来把脉的。

不同个体的动脉血压也不同，年老者血压会有所上升。血压还有昼夜节律，凌晨最低，而上午和下午各出现一个峰值。高血压患者的血压昼夜浮动的范围会更大，长此以往，会伴有心、脑、血管和肾脏等多器官功能衰竭。

2.静脉血压和血容量

人体的静脉比动脉数量多、容量大、管壁薄，又称为"容量血管"。当回心血量不足或心室射血量不能满足需要时（如重体力劳动时，骨骼肌需要有足够的血液供应，需要心室输出更多的血液），静脉内储存的血液就会被更多地送回心房以参与血液循环。当严重贫血和大出血时，脾脏内储存的血液也会迅速释放以供应循环用血。

静脉血压与心房压的差值是血液回心的直接动力，只有足够量的血液回到心房，才能满足循环的正常需要。重力作用对血液回心也有一定的影响，当我们站着的时候，由于重力作用，下肢静脉的血液回流受阻，需要静脉收缩提高压力才能让血液顺利流回心脏。而用四肢走路的动物，肢体的静脉几乎与心脏处于同一水平面，血液回流很少受重力的阻碍。人类能够保持站立的体位也是一项了不起的本领。

淋巴在体内的作用

　　毛细血管内的血液除了经静脉回流外，还有一部分需要经淋巴管吸收。淋巴回流的路上会经过全身各处的淋巴结，你知道在这些地方进行着怎样的生理活动吗？

单向的淋巴管道

　　淋巴管与血管不同。血管由心脏发出，流经全身各处，最后流回心脏；而淋巴管则起始于组织间隙，由许多小的淋巴管逐渐汇合，再流入血液循环。淋巴管的起始部位并不与其他管道相通，而是自身形成一个盲管，所以淋巴管本身不构成循环，而是辅助血液循环。

　　淋巴管壁的结构与微静脉不同。淋巴管壁细胞之间有一部分巧妙地重叠在一起，构成一道只进不出的"细胞门"。当组织间隙压力升高时，淋巴管外的组织

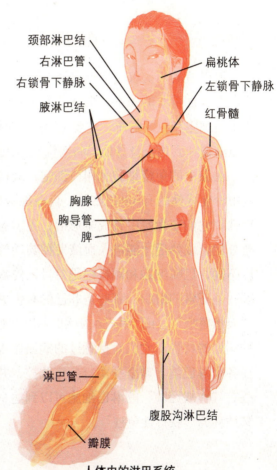

颈部淋巴结
右淋巴管
右锁骨下静脉
腋淋巴结
扁桃体
左锁骨下静脉
红骨髓
胸腺
胸导管
脾
淋巴管
瓣膜
腹股沟淋巴结

人体内的淋巴系统

液会推开一扇扇"细胞门"，组织中的各种小分子物质和大分子蛋白，甚至一些白细胞就能由此间隙进入淋巴管内。而当淋巴管内充盈后，淋巴液挤压管壁，又将管壁"细胞门"关闭，使得已经回收的淋巴液不会

返流到组织中。淋巴液内的蛋白质含量与血浆较接近，但通常不会高于血浆。

淋巴液回流时，经过全身相应部位的淋巴结。体内淋巴结分布极为广泛，其中以颈部、腋窝、腹股沟、肠系膜和盆腔等处最为多见。颈部的扁桃体就是淋巴器官，包括腭、咽和舌扁桃体等。大的淋巴器官中也有血液循环，例如脾脏是全身最大的淋巴器官，也是重要的储血器官之一，胎儿时期的脾甚至还是造血器官呢。

淋巴是免疫防御的重要防线

淋巴液的回流仅占全部血液循环的一小部分，体内缓慢回流的淋巴液还有其更重要的职责，那就是消灭入侵的病原体。淋巴液中含有丰富的免疫细胞和免疫物质，主要是T淋巴细胞和B淋巴细胞，它们随着淋巴和血液循环到达全身各处，将潜伏在组织细胞间的有害因子杀灭。

血液中的免疫细胞也叫白细胞，最初来源于骨髓，其中大部分在骨髓中分化成熟的有B淋巴细胞、巨噬细胞和颗粒细胞等。只有T淋巴细胞特殊，它们在骨髓中长成雏形后，还需运输到胸腺内，经过层层筛选不断分化，成熟后才能进入血液发挥其功效。这些免疫细胞发挥的免疫效应不同，巨噬细胞和颗粒细胞对付入侵病原的手段单一，它们只能分清哪些是正常的组织，哪些是非己的有害成分，所以它们的工作又被称为"天然免疫"。而T淋巴细胞和B淋巴细胞面对病原入侵时，能够分清各种病原的特性，它们对接触过的病原体貌特征有长久的记忆，平时分布在各个淋巴结，对全身实行免疫监控，并通过淋巴循环和血液循环使那些有"作战经验"的淋巴细胞可以到达全身"巡逻"。这种特异的免疫又被称为"获得性免疫"。

什么是内分泌腺

　　身体内有许多腺体，例如最常见的汗腺，可以通过管道将汗液排出体外。还有一些腺体没有分泌管，称为"内分泌腺"，它们所分泌的物质称为"激素"，可以直接进入周围的血管和淋巴管中，由血液和淋巴液将激素输送到全身各处。人体内的内分泌腺分散于全身各处。有些内分泌腺单独组成一个器官，如脑垂体、甲状腺、胸腺、松果体和肾上腺等；还有一些内分泌腺存在于其他器官内，如胰腺内的胰岛、卵巢内的黄体和睾丸内的间质细胞等。内分泌腺所分泌的各种激素对机体各器官的生长发育、机能活动和新陈代谢都起着重要的调节作用。

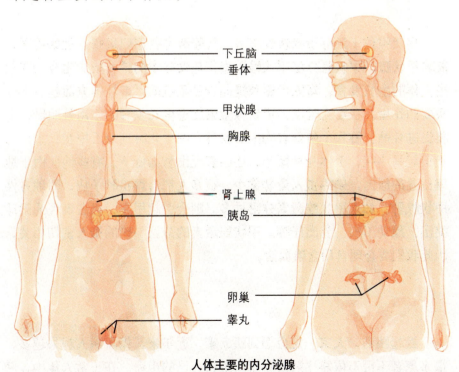

下丘脑
垂体
甲状腺
胸腺
肾上腺
胰岛
卵巢
睾丸

人体主要的内分泌腺

垂体

垂体悬垂于脑底部，呈卵圆形，大小如豌豆，由一个短柄与下丘脑相连，可以分为腺垂体和神经垂体两部分。腺垂体是腺体组织，而神经垂体属于神经组织。腺垂体能够分泌生长激素和催乳素等。生长激素直接作用于组织细胞，可使细胞的体积增大、数量增加，促进人体的生长；催乳素可以促进乳腺生长发育，引起并维持泌乳。腺垂体还分泌多种促激素，如促甲状腺激素等。促激素一方面调节相应腺体内激素的合成和分泌，另一方面还维持相应腺体的正常生长发育。神经垂体没有合成激素的作用，但它具有储存作用，能够释放由下丘脑的某些细胞分泌的抗利尿激素和催产素。抗利尿激素是调节尿量的重要激素，同时具有升高血压的作用。催产素具有两种生理作用，一种是强烈刺激子宫收缩，另一种是促进排乳。总之，垂体是人体内最主要的内分泌器官，结构复杂，分泌的激素种类多，作用广泛，能调节其他内分泌腺的活动，被誉为"内分泌之王"。

甲状腺

甲状腺位于颈部甲状软骨下方，气管两旁，形似蝴蝶，犹如盾甲，故名甲状腺。甲状腺分泌甲状腺激素，与食盐中的碘合成的化合物在促进人体的生长发育、新陈代谢和提高神经系统的兴奋性等方面起着十分重要的作用。在婴儿时期，甲状腺激素促进生长发育的作用最明显，主要促进骨骼、脑和生殖器官的生长发育。在少儿时期缺乏甲状腺激素可能引起呆小症，个体身材矮小，还会表现出智力低下。有些地区由于地理位置的原因，碘的摄入量非常少，很多人都会得粗脖子病，即地方性甲状腺肿。如果甲状腺激素分泌过多，则会引起甲亢，患者表现为眼球突出、躁动不安、易出汗等。甲状腺激素的分泌与碘的摄入密切相关，因此我们要合理食用含碘食盐。

胰岛

提起胰岛，大家一定会想到胰岛素。近年来，糖尿病人越来越多，很多患者不得不依靠注射胰岛素来维持自己的生命。在正常人体内，胰岛素是由胰岛中的β细胞分泌的，主要功能就是降低血糖。它是人体中唯一能降低血糖的激素，在维持正常的血糖水平方面具有十分重要的作用。此外，胰岛中还有另一种细胞——α细胞，能分泌胰高血糖素。

肾上腺

肾上腺位于肾脏的上端，左右各一个。肾上腺分为内外两层，外层称为"皮质"，内层称为"髓质"。皮质分泌的激素包括盐皮质激素、糖皮质激素和性激素，这些激素统称为"肾上腺皮质激素"。盐皮质激素主要调节水盐代谢，促进肾小管对钠和水的重吸收以及对钾的排泄，具有保钠、保水和排钾的作用。糖皮质激素主要调节糖类、脂肪和蛋白质的代谢，促进蛋白质分解和抑制蛋白质合成，并促使蛋白质和脂肪在肝脏里转变成糖原和葡萄糖，抑制体内糖的利用，使血糖升高，此外，还可以增强人体的应激功能。髓质分泌的激素包括肾上腺素(量较多)和去甲肾上腺素(量较少)，它们都能使心脏收缩力量加强，心率加快，其中，肾上腺素常被用作临床急救药。

性腺

男性性腺为睾丸，女性性腺为卵巢。它们除产生生殖细胞外，还具有内分泌功能。睾丸在性成熟时开始分泌雄性激素，具有促进精子生成，促进男性生殖器官发育并维持其正常活动，激发和维持男性第二性征等作用。卵巢分泌雌性激素和孕激素，雌性激素能促进女性生殖器官和乳腺导管发育，激发和维持女性第二性征；孕激素能促进子宫内膜增厚和乳腺腺泡的发育。

胸腺

胸腺位于胸骨后方，紧贴在气管和大血管的前面，由两叶组成。腺体大小随年龄而改变，幼年时期，腺体逐渐增大，在青春期以前生长到最大限度，以后随年龄的增长而减小。胸腺主要由淋巴细胞构成，是一个淋巴器官，在机体免疫防御方面具有重要的作用。

人为什么要呼吸

你是否注意过自己是怎样呼吸的？我们每分钟要呼吸12~15次，一天呼吸23 000次左右，没有哪一天可以例外。那么，为什么我们必须一直不停地呼吸呢？

人没有食物可以存活一个星期，没有水可以存活一天，但没有空气，只能坚持几分钟。空气是人类生命得以维持的必需条件。那么，人又是如何利用空气来维持生命的呢？这主要依赖于呼吸系统。呼吸系统是实现从空气中获取氧气，并把氧气输送到身体的各个部位，同时排出二氧化碳的重要系统。它通过气体交换获得氧气以供给人体活动需要。除此之外，人除了通过肺呼吸外，还可以通过皮肤呼吸，皮肤的呼吸量可达肺部呼吸量的1/160。

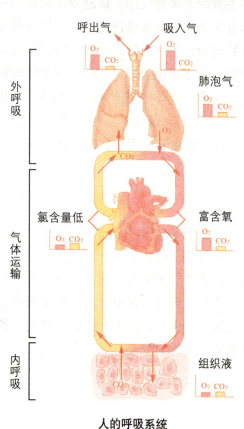

呼出气　吸入气　O_2　CO_2　O_2　CO_2

肺泡气　O_2　CO_2

外呼吸

氧含量低　O_2　CO_2　富含氧　O_2　CO_2

气体运输

内呼吸

组织液　O_2　CO_2

人的呼吸系统

呼吸系统的组成

呼吸系统主要包括鼻腔、咽、气管、支气管、肺和肺部各级支气管。从鼻到喉的这一段称为"上呼吸道"；气管、支气管和肺内的各级支气管这一段称为"下呼吸道"。其中，鼻是气体出入人体的门户，咽是气体通过的阀门，各种气管是气体通过的管道，肺是气体进行加工处理的主要场所。

肺是人体呼吸系统中最重要的器官，被称为"气体交换器"，位于人的胸部，紧挨着心脏，上通喉咙。在人体脏器中，肺的位置最高，古人称之为"五脏之华盖"。肺叶娇嫩，不耐寒热，易被损伤，又称为"娇脏"。正常肺为浅红色，柔软呈海绵状。成年人肺的重量约等于自己体重的1/50，男性为1~1.3千克，女性为0.8~1千克。健康成年男性两肺的空气容量可达5~6.5升，女性要小于男性。左右两肺的外形不同，右肺宽且短，分为三叶；左肺狭且长，分为两叶。由于肺中有气体，放入水中受到的浮力较大，肺可以漂在水面上，但是胎儿和未曾呼吸过的新生儿肺内不含气体，可沉入水底。人的肺并不都是粉红色的，常年生活在空气污染严重的地区，空气中的尘埃和碳粒会被吸入肺中并沉积，使肺变成暗红色或者深灰色。长期吸烟的人的肺不仅颜色变成深灰色，而且肺的质地不再柔软，这是肺纤维化的结果，会严重影响肺的正常功能。因此，我们要远离香烟，保护好我们的肺。

肺之所以能够储存大量的气体，是因为它能够扩张。肺是由一个一个的小囊泡构成的，每个小囊泡就像一个个小气球，有非常薄的壁。每个肺内约有3亿肺泡。每一次吸气，小囊泡就会像气球一样胀大。但它不会像气球那样胀破，这主要归功于肺泡表面的一种液体物质，这种物质覆盖在肺泡的表面，不仅能够防止肺泡胀破，还能够阻止肺泡萎陷。此外，肺泡表面布满了丰富的毛细血管，有利于气体交换。

氧气的利用

气体交换是指二氧化碳和氧气交换的过程。人体吸入的空气进入肺泡后，空气中的氧气会透过肺泡壁和毛细血管壁进入毛细血管的血液中，并随着血液的流动到达身体的各个部位。同时，血液中的二氧化碳也会被排到肺泡里，通过人的呼气排出体外。那么，氧气是怎样被运输的呢？担任这项重要工作的主角是血液中的血红蛋白。血红蛋白是一种由四个亚基构成的蛋白质。在正常情况下，一个血红蛋白能够结合四个氧分子，然后分别运输到身体的不同部位被利用。发生火灾时，空气中的一氧化碳含量就会大大升高，而一氧化碳比氧气更容易和血红蛋白结合，是氧与血红蛋白结合能力的210倍，同时还会使与血红蛋白结合的氧气不容易被释放出来。机体因缺氧而不能进行正常的化学反应，这种情况被称为"一氧化碳中毒"。一氧化碳中毒可引起晕眩和气促，严重时会出现头痛、精神迷乱或昏迷，甚至发生死亡。

为什么我们机体需要氧气呢？这是因为氧气参与机体的能量代谢。由肺吸入的氧气与血红蛋白结合运输到身体各个器官，然后进入到各种细胞。细胞内有一种重要的细胞器叫做"线粒体"。氧气进入线粒体后参与一系列复杂的化学反应，产生重要的能量物质——ATP（三磷酸腺苷）。ATP是体内能直接被细胞利用的能量。正是由于氧气的存在，才能产生足够的ATP，来保证各个器官、组织和细胞进行正常的生命活动。无论何时，我们都离不开ATP，也就意味着我们离不开氧气。

人是如何呼吸的

我们可能不会注意到呼吸的存在，但是我们却以每分钟12～20次的频率日复一日地呼吸，即使是在睡觉的时候，我们的呼吸系统也在忙碌地工作着：吸入氧气、排出二氧化碳，为全身的组织和细胞提供新鲜的氧气。

呼吸的过程

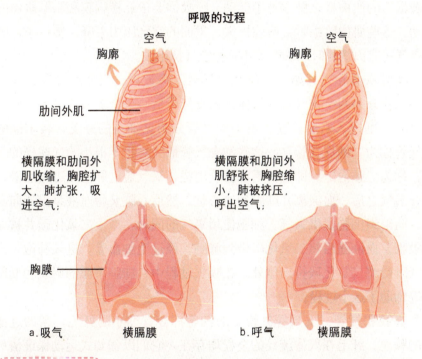

空气　胸廓　空气　胸廓

肋间外肌

横隔膜和肋间外肌收缩，胸腔扩大，肺扩张，吸进空气；

横隔膜和肋间外肌舒张，胸腔缩小，肺被挤压，呼出空气；

胸膜

a.吸气　　横膈膜　　b.呼气　　横膈膜

呼吸的分类

　　呼吸分为内呼吸和外呼吸两部分。内呼吸是指细胞内完成的气体交换，即人体内的细胞从内环境吸入氧气，排出二氧化碳，以及氧在细胞内被利用的过程。肺部血管里的动脉血通过血液循环不断地把氧气输送到全身，从而实现细胞与血液之间的气体交换，完成内呼吸过程。外呼吸是指在肺部完成的气体交换，即人体从外界吸入氧气，排出二氧化碳的过程。人体通过呼吸运动和血液循环不断地在肺泡内的空气与肺部毛细血管内的静脉血之间进行着气体交换。氧气由肺泡向静脉血扩散，而二氧化碳则由静脉血向肺泡扩散。经过了这个气体交换之后，静脉血就变成含氧丰富的动脉血了。

呼吸的过程

呼吸是把空气吸进肺里，然后用力呼出来，通常都是自发进行的。肺位于胸腔之内，被肋骨围住。横膈膜把肺和腹部分隔开，横膈膜是一块圆顶形的肌肉壁。肺本身不能动，呼吸需要依靠横膈膜和胸壁肌肉的运动。这些肌肉收缩时，胸腔扩大，里面的空气压力下降，肺扩张，吸进空气；肌肉放松时，胸腔缩小，把空气挤出去。

呼吸从鼻和口开始。人体把空气吸入鼻或口，气体通过喉进入气管。气管分为两个支气管，气体进入支气管后，一个支气管进入左肺，而另一个则进入右肺。左、右主支气管分为更细小的分支，较末端的支气管称为"细支气管"。这些细支气管最终终止于很小的气球样的气腔，称为"肺泡"。肺泡被毛细血管围绕，氧气通过肺泡壁进入血液。结合氧气之后，血液离开肺脏到达心脏，然后心脏又将血液泵出流向身体，向组织细胞提供氧气。细胞使用氧气的同时，产生二氧化碳并被血液吸收。血液随后将二氧化碳带到肺脏，经过毛细血管，进入肺泡，当呼气时就将二氧化碳排出体外。在吸气过程中，肺脏下面的膈肌和肋间肌等辅助了这个过程。

鼻腔和气管、支气管黏膜上的细胞都含有细小的纤毛，帮助过滤大的颗粒。纤毛在气体流经的全程均存在，它们以匍匐式运动保证流经的气体洁净。当遇到有害物质时，如烟雾，纤毛就会停止正常的功能，引起健康问题。气管和支气管中的细胞产生的黏液能够使流经的气体湿润，帮助阻止灰尘、细菌、病毒和引起过敏的物质等进入肺脏。到达肺脏深部的不洁物质可以与黏液通过咳嗽或者吞咽排出体外。

呼吸系统的保健

呼吸系统是人体从外界获得新鲜氧气的主要途径，如果相关的呼吸器官出了问题，就会影响整个呼吸系统的正常运行。青少年的呼吸系统还没有发育完全，防御能力比较低，更应该注重呼吸系统的保健，平时要积极参加体育锻炼，培养良好的呼吸卫生习惯，远离香烟，减少呼吸系统疾病发生的几率。

积极参加体育运动有利于增强呼吸系统的功能。运动时呼吸的程度会比平时大，氧气进入肺部的速度更快，而二氧化碳等废气从肺排出的效率也更高，从而加大了肺活量和肺通气量。有氧运动是人体在氧气充分的条件下进行的体育运动，强度较低、持续时间较长，主要运动身体的躯干、手臂和脚的肌肉，比如散步和慢跑等。无氧运动是肌肉在缺氧状态下高速且剧烈的运动，比如短跑等。

培养良好的呼吸习惯也是至关重要的。良好的呼吸卫生习惯有利于增强呼吸系统的免疫力，能够有效地防止呼吸系统疾病的发生。教室和房间要注意经常通风，保持空气清新，我们要尽量避免到空气污染较严重的地方，以免吸入大量的烟尘、粉尘或刺激性气体。另外，不要随地吐痰，不要经常挖鼻孔，食物入口时要注意清洁卫生。随着社会工业化程度的加大，工业污染也越来越严重，呼吸系统首当其冲成为最大的"受害者"。学会保护自己的呼吸系统是生活中的一门必备课。

声音的产生

当舞台上的演员放声歌唱时，他们是如何发出美妙动听的声音的呢？为什么有高音、低音、中音之分呢？在日常生活中，我们会发现大家的声音都不一样，这又是为什么呢？带着这些疑惑，让我们一起去看看人体的发声装置。

人类的发声装置

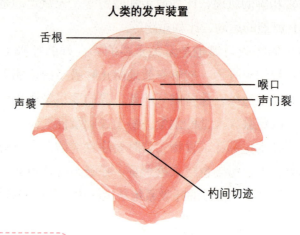

舌根　—
喉口
声门裂
声襞　—
构间切迹

发声装置的结构

人的颈部内有一种结构称为"喉"，是产生声音的部位，其形状像个三角盒，是由9块靠肌肉和韧带连接起来的软骨构成的。它的内部有一个空腔，称为"喉腔"。喉腔中部连着两块能够产生振动和发声的装置——声带，它们是两片具有皱褶和弹性的膜，位于喉内接近气管顶部的地方。它们紧密地并列在一起，像琴弦一样，拉得越紧，反弹的声音就越大。在两根声带中间有一条裂缝，称为"声门裂"。随着声带的一紧一松，声门裂也忽长忽短，从而发出声音。

发声的过程

空气使得声带发生振动，这种振动会使喉腔里的空气一起动起来，因而发出了嗓音。平时，我们在呼吸时，声门裂是半开的，两根声带互相分离、处于松弛状态，空气会从两块肌肉间较大的空隙中通过，呼吸的声音非常轻。而当我们准备发出声音时，总要先吸一口气，然后暂时停止呼吸，松弛的声带被喉部的肌肉上下拉紧，相互靠拢，声门裂变得又细又长，只留下一道窄小的缝隙。在屏气的时候，气流都积在气管里，气管内的压力一时之间大大增加，等到我们放掉这口气时，被久压的气流就会迅速地冲向声带并试图从这条细缝中穿过，这就像给气球放气一样。而嗓音的高低、粗细是由声带的紧张程度、呼出的气体多少决定的。音调由声带的张力、长度和厚度决定，音色由声带决定。

青少年的声带比较娇嫩，这是由于声带还没完全发育成熟。男孩到了青春期，激素会使他的声带增长，喉结突出，声音会改变，音调比以前大约低8度；女孩在青春期时会经历类似但较小的变化。发育成熟后一般不会有太大的变化，但如果某部分发生疾病，如发生喉炎等都会影响声音。

声音的产生不只是依靠喉，也会受到口和鼻的影响。声音是空气通过声带产生的，由口和鼻扩大形成。此外，人体许多部位都会协调工作，使声音变成语言。肋间肌和横膈膜，以及颈、脸、嘴唇和舌头的许多肌肉也都和发声有关。脑负责协调这些肌肉的运动，也负责命令肋间肌和横膈膜改变空气压力，使声音变得更柔和、更响亮。

发声装置的经营

嗓子是我们与人交流的重要通道，我们可以通过语言表达我们心中所想，尤其是喜欢唱歌的人、演员、教师和广播员。对于他们而言，锻炼自己的声音也是必不可少的一课。他们不仅要不断地练习每一个音，以求每个音发的准确无误，更重要的是需要锻炼与发声有关的肌肉，如肋间肌和舌肌等，使肌肉更加有力，在发声时做到随意而动。另外，对于歌唱者来说，学会呼吸也是一门很大的学问。呼吸的频率和强度影响着咽部气压的大小，从而使声带发出不同的声音。

发声装置的保健

（1）要坚持室外活动，以增强肌肉对疾病的防御能力，避免咽炎和喉炎的发生。

（2）要保持喉部清洁卫生，不吸烟，不喝酒，少吃辛辣油炸类食物，大量喝水，坚持饮用清淡的茶水。

（3）不要过度用嗓，不要尖叫，不要在嘈杂的地方高声讲话。如果感觉嗓子发干或者说话嘶哑，就减少说话次数。讲话的声音要保持正常，不要过高或过低，低声讲话对于嗓子也是不利的。

（4）不要过多地清嗓子。当我们清嗓子时，气流就会猛烈地震动声带，从而损伤声带。如果我们觉得喉咙难受，就应小口地饮水或者吞咽。

（5）如果因感冒或感染而导致嗓音嘶哑时，尽量不要讲话。

当嗓子发生不适、刺痒、干燥或有灼烧感时，可采用热熏气疗法，即将口腔对着有热气的茶杯或茶壶呼吸，很快就会使不适现象消失。

吸烟有害健康

我国是烟草生产和消费大国，每年消耗的烟草占世界总量的1/3以上，吸烟者高达3亿，另外还有4亿多被动吸烟者，因而我国约有7亿人直接或间接地受到烟草的危害。

正常人的肺和吸烟者的肺

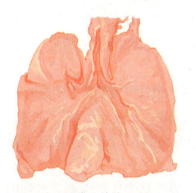 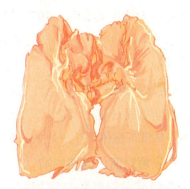

正常人的肺　　　　　　　　　　吸烟者的肺

香烟的成分

香烟烟雾中的92%为气体，含有一氧化碳、氢氰酸和氨等；8%为颗粒物质，统称为"焦油"，内含尼古丁、多环芳香羟、苯并芘和β－萘胺等40余种致癌物质。吸烟对人体的危害是一个缓慢的过程，需经较长时间才能显示出来，尼古丁有成瘾作用。英国一项历时40年的研究证明，中年吸烟者死亡率为不吸烟者的3倍。世界卫生组织的资料表明，目前全球每年死于与吸烟有关的各种疾病者达300万人，估计到2025年将升高到1000万，而我国将占200万。

吸烟导致的疾病

1.吸烟是肺癌的重要致病因素之一

吸烟者患肺癌的危险性是不吸烟者的13倍，如果每日吸烟35支以上，则其危险性比不吸烟者高45倍。吸烟可降低自然杀伤细胞的活性，从而削弱机体对肿瘤细胞生长的监视、杀伤和清除功能，这是吸烟导致多种癌症发生的主要因素。

2.吸烟是众多心脑血管疾病的主要危险因素

吸烟者的冠心病、高血压病、脑血管病以及周围血管病的发病率均明显升高。统计资料表明，冠心病和高血压病患者中75%有吸烟史。冠心病的发病率吸烟者比不吸烟者高3.5倍，冠心病的死亡率吸烟者比不吸烟者高6倍，心肌梗死的发病率吸烟者比不吸烟者高2～6倍。心血管疾病死亡人数中的30%～40%都有吸烟史，死亡率的增长与吸烟量成正比。烟雾中的尼古丁和一氧化碳是公认的引起冠状动脉粥样硬化的主要有害因素。

3.吸烟是慢性支气管炎、肺气肿和慢性气道阻塞等疾病的主要诱因

长期吸烟可使支气管黏膜的纤毛受损、变短，影响纤毛的清除功能。此外，黏膜下腺体增生、肥大，黏液分泌增多，容易阻塞细支气管。

4.吸烟对消化道的影响

吸烟可引起胃酸分泌增加，一般吸烟者比不吸烟者增加91.5%。吸烟还能抑制胰腺分泌碳酸氢钠，致使十二指肠酸负荷增加，诱发溃疡。烟草中的烟碱可使幽门括约肌张力降低，使胆汁易于返流，从而削弱胃和十二指肠黏膜的防御因子，促使慢性炎症和溃疡发生，并使原有溃疡延迟愈合。此外，吸烟可降低食管下括约肌的张力，易造成返流性食管炎。

5.吸烟对女性的危害更甚于男性

吸烟可引起女性月经紊乱、受孕困难、宫外孕、骨质疏松和更年期提前等。孕妇吸烟易引起自发性流产、胎儿发育迟缓和新生儿低体重。妊娠期吸烟可增加胎儿出生前后的死亡率和先天性心脏病的发生率。以上这些危害是由于烟雾中的一氧化碳等有害物质进入胎儿血液，形成碳氧血红蛋白，造成缺氧；同时尼古丁又使血管收缩，减少了胎儿的血供及营养供应，从而影响胎儿的正常生长发育。女性90%的肺癌和25%的冠心病都与吸烟有关。吸烟妇女死于乳腺癌的可能性比不吸烟妇女高25%。

吸烟也可以影响男性，尼古丁有降低性激素分泌和杀伤精子的作用，使精子数量减少、形态异常或活力下降，以致受孕机会减少。吸烟还可造成睾丸功能损伤、男子性功能减退和性功能障碍，导致男性不育症。最近，美国一项研究发现，在强烈噪声中吸烟，会造成永久性听力衰退，甚至耳聋。

6.除主动吸烟者外，受到香烟危害最严重的就是被动吸烟者

被动吸烟者生活和工作在吸烟者的周围，不自觉地吸进烟雾尘粒和各种有毒物质，他们吸入的有害物质浓度并不比吸烟者低。吸烟者吐出的冷烟雾中，烟焦油含量比吸烟者吸入的热烟雾中的多1倍，苯并芘多2倍，一氧化碳多4倍。如果丈夫吸烟，则妻子的肺癌患病率为不接触烟雾女性的1.6～3.4倍。孕妇被动吸烟可影响胎儿的正常生长发育。有学者分析了5000多名孕妇后发现，当丈夫每天吸烟10支以上时，其胎儿产前死亡率增加65%，吸烟越多，死亡率越高。

如果你的家人仍在吸烟，请告诉他们，吸烟有害健康，珍爱生命，为了家人的健康，告别香烟吧！

食物为什么不会进入气管

食物是通过口腔、咽、食管等进入胃内然后被消化的；空气是通过口腔、鼻、咽、气管进入肺内进行气体交换的。食物和空气都要通过咽这一阀门，但是，为什么食物不会进入气管呢？咽这个阀门又发挥着怎样的作用呢？

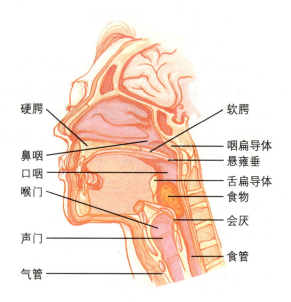

硬腭
鼻咽
口咽
喉门
声门
气管
软腭
咽扁导体
悬雍垂
舌扁导体
食物
会厌
食管

与吞咽动作有关的人体结构

咽喉要道

1.结构

咽腔分为鼻咽、口咽和喉咽三部分。鼻咽是咽的最上部，向前可通鼻腔。口咽和喉咽是消化道和呼吸道的共同通道。口咽部是咽的中段，前面是舌根，与口腔相通。喉咽是咽的最下部，稍狭窄，上起会厌上缘平面，下与气管相续。会厌是一个瓣状的软骨组织，它像盖子一样盖在气管顶部。

2.作用

一个人在进食前，口腔的后部跟鼻腔连接处是敞开着的，在咽喉处的会厌放松，使得空气能够通过咽喉进入气管，从而进入肺中。进食以后，食物被嚼碎并与唾液混合后被吞咽。这时通过鼻腔和气管的通道自动收缩，就会避免气哽，即我们常说的呛住。当舌头把食物从口中推进咽时，会厌软骨就会像个密封的盖子一样紧紧地盖在气管顶部。同时，口腔后面的软腭升起，封住通往鼻腔的通道。食物一旦进入咽，咽喉部的肌肉就会开始自动收缩，使食物进入食道，而不进入气管。食物在食道里通过蠕动的方式一点点地将食物推进胃里，最后被消化吸收。

食物进入气道的现象

1.异物进入儿童的气管

一般成年人的气管异物很少，气管异物大部分发生于2～3岁的儿童。这是由于幼儿的气管与食管交叉处的会厌软骨发育不成熟、功能不健全，加之幼儿好奇心强，只要能拿到的任何东西都会往嘴里放。当儿童口中含物说话、哭笑或剧烈活动时，容易将口含物吸入气管引起气管阻塞，导致窒息。最易引起气管阻塞的异物为花生米、黄豆和葵花籽，这三种物品遇水膨胀，更不易取出。硬币、水果块和小纽扣等也是容易引起气道阻塞的物品。由于儿童的气管比较狭窄，咳嗽反射差，不易咳出，一般需要到医院取出。

当发生此类事件时，应立即采取紧急自救措施。可以让幼儿趴在救护者膝盖上，头朝下，托其胸，拍其背部，使幼儿咳出异物。也可以抱住患儿腰部，用双手食指、中指和无名指顶压其上腹部，用力向后上方挤压，压后放松，重复而有节奏地进行，以形成冲击气流，把异物冲出。这种方法是美国海默利克医师发明的，因此称为"海默利克氏急救法"。

预防此类事件的发生是最为重要的。首先要教育儿童不要随意把捡拾的东西放到嘴里，以免误吸入气管；其次，进食时不要让孩子哭笑、打闹或说话，以防食物呛入气管；第三，家里如果有刚会走路的幼儿，大人一定注意不可随意将硬币、瓜子和花生米等小物品放在幼儿能够得着的地方。

2.异物进入成年人的气管

成年人的气管异物一般都能咳出，尤其是食物之类的异物，更容易咳出，一般不会在气管内停留太长时间。如果气管里有异物的话，成年人会出现痉挛性的干咳或呛咳。这种现象是因气管受到刺激而引起的，可以多吃些糖果之类的食物，促进气管腺体的分泌，很快就会好起来。但如果噎住了，虽然拍后背或者跳一跳都能够把食物往下震，可是就算能震下去，食物也不会掉进胃里，而是顺着气管往下走，这是很危险的。如果噎得不厉害，可以喝点水冲一冲，但要注意噎住自己的是什么食物。如果是糯米团这类黏性大的东西，水会堵住余下的空隙，加重窒息。如果是花生豆这类的干果卡住了喉咙，也不应该喝水，因为干果遇水会膨胀，卡得就更严实了。

　　一个人的时候也可以采取如下的自救方法：身体站直了，抬起下巴，使气管变直。把心窝挤靠在东西上，可以是椅子背的顶端或者是桌子的边缘，然后对着胸腔上方突然猛捶，噎住的食物就能咳出来了。如果旁边的人吃东西噎住了，一个操作简单的急救方法是突然挤压一下腹部，增大腹内压力，可以使膈肌抬高，然后推挤胸腔，肺内残留气体的压力迅速加大，形成一股强气流，顺着气管冲向喉头，同时把阻塞住气管的食物挤出去。

牙齿为什么会脱落

在我们小的时候，牙齿会自然脱落，这是为什么呢？

乳牙和恒牙

人的一生一共有两副牙齿，第一副牙齿称为"乳齿"，又称为"婴儿齿"，第二副牙齿称为"恒齿"。随着颌骨的逐渐生长，乳齿变得过小，所以乳齿脱落，好让恒齿长出来，填满空位。如果看儿童牙齿X光片的话，我们不难发现，乳齿下面藏着恒齿，是恒齿把乳齿顶掉的。有好多孩子乳齿没掉就长出恒齿了，这时一定要到医院将乳齿拔掉，否则影响恒齿的生长。

乳齿在婴儿出生后6～8个月开始长出来，3岁左右20颗乳齿全部长全，这些牙齿在6～12岁会逐一脱落，然后长出恒牙。从6岁开始，口腔最里面的上、下牙床上会逐渐长出四颗磨牙来，它们属于恒牙，终生不会被换掉。因为是6岁左右长出来的，所以又称为"六龄齿"，从此开始了恒齿取代较小较弱乳齿的过程。六龄齿在小朋友换牙期间十分重要，它们是整个牙床的支柱，决定以后长出的门牙和犬牙的高度和排列情况。

恒齿一共28～32颗，包括门齿、犬齿、前臼齿和臼齿（磨牙）四种，其中第三臼齿（智齿），俗称"立事牙"，

成人的牙齿和牙的纵切面

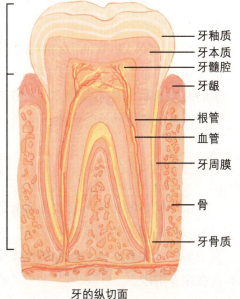

牙冠

牙根

牙釉质
牙本质
牙髓腔
牙龈
根管
血管
牙周膜
骨
牙骨质

牙的纵切面

可能永远不会长出来。好多大人长智齿的经历是很痛苦的。我们可以回家检查爸爸妈妈的牙齿，看看他们长没长智齿，让他们讲讲长智齿的经历。

牙齿的形状和构造

从外形上看，我们的牙齿分为牙冠、牙颈和牙根三个部分。牙冠是口腔里我们能看到的部分，在牙槽骨里的是牙根，这两部分之间就是牙颈了，牙颈藏在牙龈里面。牙根植入上、下颌，将牙齿固定住。门齿和犬齿只有一个牙根，臼齿有三个牙根，而前臼齿有两个牙根。人的牙齿不是实心的石头，由内到外分别是牙髓腔、牙本质和牙釉质三部分，牙髓腔里有血管和神经。

牙齿的功能

牙齿是人体最坚硬的部分，它能够切断、撕裂、磨碎食物，使食物更容易消化，所以说牙齿是消化系统的第一道关卡。

牙齿之所以如此坚硬，是因为它们被牙釉质包裹着，这是一种硬度仅次于钻石的物质。但是，牙釉质很怕酸性物质的腐蚀，如果我们不爱刷牙，牙缝里的细菌和食物残渣就会产生酸性物质，在牙齿上腐蚀出洞，形成龋齿。当腐蚀到牙髓腔时，我们就会感到剧烈的疼痛，牙髓腔的神经是非常敏感的，发现龋齿要及时到医院治疗，以免伤及牙髓，造成牙痛。为什么家长都不希望孩子多吃糖呢？这是因为糖遇到微生物产生的酸性物质比其他食物多，所以我们要少吃糖，吃完糖后要立即漱口刷牙，减少酸性物质的产生。

牙齿矫正

很多同学的牙齿上套着金属套，这就是牙套。牙齿排列不整齐，会导致我们咀嚼障碍或发音不准确，而牙套可以帮助牙齿矫正位置，这非常重要。大家要定期去口腔科检查牙齿，及早发现牙齿问题，将它们消灭在萌芽阶段。

唾液的作用

　　我们的嘴巴里整天湿乎乎的，这是为什么呢？这是因为我们的口腔里不停地分泌唾液，唾液就是我们常说的"口水"。你知道唾液的作用吗？当我们把馒头放到嘴里慢慢咀嚼时，是不是会感到一丝丝甜味呀？这就是唾液的一种作用。

　　下面就让我们来了解一下唾液吧。

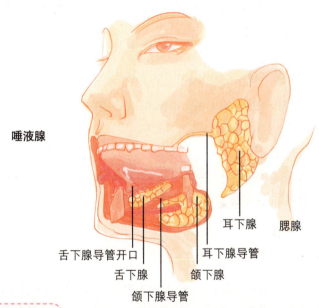

唾液腺

舌下腺导管开口
舌下腺
颌下腺导管
耳下腺导管
颌下腺
耳下腺
腮腺

唾液的来源与成分

　　唾液是由唾液腺分泌的。人的口腔里有3对主要的唾液腺，分别是位于耳下的腮腺、下颌中的颌下腺和舌下面的舌下腺，此外，还有一些小唾液腺主要分布在嘴唇、面颊和舌头里。腮腺是3对主要唾液腺中最大的一对，它们分泌出来的唾液经过上颌两侧近第二臼齿的小孔流到嘴里。颌下腺和舌下腺则分泌一种黏液，可以使口腔内的食物变得很滑。

　　唾液的主要成分是水，水大约占唾液的99%，剩下的1%主要包含各种消化酶、蛋白质、钙、钾等无机物以及尿素等有机物。

唾液的作用

1.湿润口腔

唾液可以湿润口腔，利于吞咽和说话。

2.溶解食物

唾液中的水分帮助溶解食物，产生味觉。

3.清洁和保护

唾液能清洁和保护口腔，冲洗和清除食物残渣，减少细菌的繁殖。

4.杀菌作用

唾液中的溶菌酶和免疫球蛋白具有杀灭细菌和病毒的作用。

5.消化作用

唾液中的淀粉酶可以把食物中的淀粉分解成麦芽糖。淀粉本身没有甜味，但麦芽糖是有甜味的，这就是为什么我们吃馒头时会越嚼越甜。由于食物在口腔中的时间比较短，当食团进入胃以后，食团内部的唾液淀粉酶仍可以发挥一段时间作用。

6.排泄作用

进入体内的某些异物可以随唾液排出，如重金属铅等。此外，一些药物也可以随着唾液的分泌进行排泄。

唾液的分泌

在安静的情况下，唾液腺不断地分泌唾液来湿润口腔，我们称这种分泌为"基础分泌"。进食时，唾液的分泌则完全是神经反射作用，这种反射作用可以分为非条件反射和条件反射。进食后，食物对口腔黏膜产生的机械性、化学性和温热性的刺激，使口腔黏膜和舌的感受器兴奋，神经冲动传到大脑的相应神经中枢，再通过副交感纤维传到唾液腺导致唾液分泌，以上过程为非条件反射。食物入口可以触发唾液分泌，但这种先天性的敏感反射也可以由食物的形状、颜色、气味和有关食物的联想引起，甚至对食物的回忆也可以引起这种反射，称为"条件反射"。这种反射是吃东西的经验使控制唾液分泌的中枢做出了条件反射，"望梅止渴"就是一个典型的条件反射性唾液分泌的例子。

食物的消化过程

我们吃下去的食物到哪里去了？大家知道食物在人体内的旅程吗？

下面就让我们随着一颗菜豆在消化道进行旅行吧。

与消化有关的器官

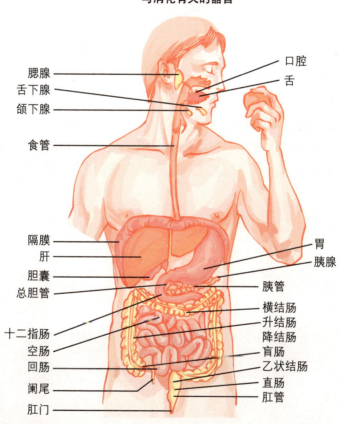

腮腺
舌下腺
颌下腺
食管
隔膜
肝
胆囊
总胆管
十二指肠
空肠
回肠
阑尾
肛门

口腔
舌
胃
胰腺
胰管
横结肠
升结肠
降结肠
盲肠
乙状结肠
直肠
肛管

消化食物的第一站——口腔

一颗菜豆随着其他的食物进入了口腔，也就是我们常说的嘴，它是消化系统的入口，也是吞咽的必经之路。口腔里有牙齿和舌，它们将食物咀嚼、磨碎，并通过舌的搅拌将其与唾液充分混合，形成食团。然后在舌的推动下，小菜豆随着其他食物通过咽部进入到了一条长长的管道。

食物的第一通道——食道

小菜豆随着其他的食物被舌推入一条长长的隧道。又黑又细的隧道在不停地向下蠕动着，将小菜豆推到一个大袋子里。

食物加工站——胃

小菜豆经食管进入胃，胃像个大茄子，里面很宽敞。胃的上口通过贲门与食道相连，贲门绝对是一个好的门卫，食物进来后，就甭想再回到食道里去了，即使我们倒立，食物也不会反流的。胃的下口通过幽门与十二指肠相连，食物进入胃内以后，幽门暂时关闭，让食物在胃内停留一段时间来消化吸收。胃的内壁布满了皱褶，这使得胃的弹力相当的大，就像个无底洞，可以扩张好几倍，但我们也不要暴饮暴食哦。胃可

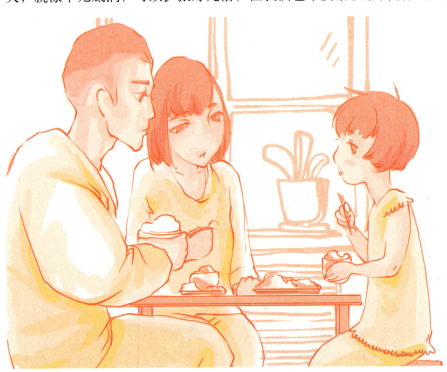

以分泌胃液，胃液酸度很高，帮助消化食物，同时胃也像食道一样，不停地蠕动，帮助食物与胃液充分接触，进一步地消化，最后，胃将消化好的食物推入小肠，完成了自己的使命。

消化吸收的大工厂——小肠

小肠长6～7米，是消化道中最长的部分，在腹部盘成一团，是营养物质消化、吸收的主要场所。小菜豆随食物进入到小肠，就像在一条弯弯曲曲的传送带上。凡是传送带经过的地方，都可以吸收食物中的营养成分，例如氨基酸和葡萄糖等。各种营养物质通过小肠黏膜细胞进入血液里，然后被输送到全身的各个部位。食物在肠道内被吸收了营养成分之后，剩下的就是对身体没用的残渣，这些残渣将被送到大肠。

粪便制造器——大肠

食物在小肠里经过分解，所含的营养物质越来越少，食物残渣被送到大肠。大肠是消化道的末端，没有显著的消化吸收功能，其主要功能是暂时储存食物残渣和吸收水分，包括盲肠、结肠和直肠三部分。结肠是大肠的中间部分，对食物进行最后的处理。直肠是大肠的最后部分，粪便在排出之前，暂时储存在直肠里。经小肠来的液体状食物，其中的水分大部分被大肠吸收，剩下的残渣就形成了粪便，通过肛门排出体外。

就这样，小菜豆完成了它在人体的整个旅程。

胃是如何工作的

　　胃是我们消化道中最膨大的部分，位于上腹部正中部位，上连食管，下接十二指肠，形状像个大茄子，具有储存和消化食物的功能。那么胃是如何储存和消化食物的呢？当我们弯腰或倒立时，食物为什么不会流出来呢？为什么肚子饿时会咕咕叫呢？胃液会不会把自己消化掉呢？让我们带着这些问题来看看胃是如何工作的吧。

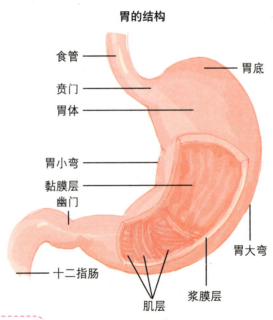

胃的结构

- 食管
- 贲门
- 胃体
- 胃小弯
- 黏膜层
- 幽门
- 十二指肠
- 胃底
- 胃大弯
- 肌层
- 浆膜层

胃的储存功能

　　胃的上端通过"贲门"与食管相连。贲门周围有括约肌，就像一个守门员，牢牢地守卫着胃的入口。当我们咽下食物时，贲门周围的括约肌就会舒张，胃的入口张开；当食物进入胃以后，括约肌就会收缩，把胃的大门关上，不让食物从胃反流回去，这也就是为什么即使我们倒立食物也不会反流到口腔的原因。

胃的下端通过"幽门"与十二指肠相连接，幽门周围也有括约肌。食物进入胃后，幽门关闭，将食物困在胃内，以便消化吸收。

胃壁布满了皱褶，弹力非常大，当食物进入胃以后，胃就开始慢慢扩张，我们有时会发现自己的肚子慢慢大了。胃壁表面布满了厚厚的黏液，它与胃液直接接触，使具有强酸性的胃液不会腐蚀我们的胃壁。但当胃里产生过多的胃液，或胃壁黏液减少时，都可能出现胃壁受损，即胃溃疡。在正常情况下，我们的胃是不会把自己消化掉的。

胃的消化功能

1.胃液的化学消化

胃每天分泌1.5~2升胃液。胃液是由胃分泌的无色酸性液体，主要成分是水和盐酸，还含有一些消化酶。胃内的消化酶主要是胃蛋白酶，可以将食物中的蛋白质水解成小分子物质，以便吸收。盐酸又称为"胃酸"，是由胃壁的壁细胞分泌产生的，具有多种功能，可以杀灭食物中的多种细菌，将无活性的胃蛋白酶转化成有活性的蛋白酶，使食物中的蛋白质变性，便于消化和吸收。胃酸进入十二指肠后，还可以促进小肠分泌促胰液素和促胰酶素，进一步帮助消化食物。胃酸是胃发挥消化功能的主要因素之一。

2.胃运动的机械作用

胃像搅拌机一样不停地运动，帮助消化食物。胃壁是胃的重要组成部分，从内到外依次为黏膜、肌层和浆膜。黏膜保护着胃免受胃酸的腐蚀。浆膜覆盖在胃的外部并保护胃。肌层由相当厚实的肌肉构成，也称为"胃肌"，从内到外依次为斜形肌、环行肌和纵形肌。胃的各种运动都是靠胃肌来完成的。通过胃肌的运动，胃容纳食物，不断蠕动，将食物进行搅拌和磨碎，形成食糜，并完成胃的排空。

胃有3种运动形式，即舒张、紧张性收缩和蠕动。咀嚼和吞咽的动作，以及食物对咽食管的刺激可以反射性地引起胃的舒张，这种舒张可以使胃的容量增加300倍，其作用在于适应大量的食物暂时储存，利于食物在胃内的充分消化。紧张性收缩是消化道肌肉共有的运动形式，这种运动使胃具有一定的压力，利于胃液浸入食物内部，促进化学消化。食物入胃5分钟后，胃即开始蠕动，胃的蠕动频率为每分钟3次，每个蠕动波需要1分钟到达幽门，通常是一波未平一波又起。

胃的蠕动使食物和胃液进一步充分混合，利于胃液发挥作用，并利于食物的进一步磨碎。胃的每次蠕动都可以将少量的食糜排入十二指肠，称为"胃的排空"。

我们在吃东西的时候，会将空气吃进胃里，同时食物消化过程中也会产生一些气体。当我们饥饿的时候，胃里的食物已经排空到小肠，胃内只剩下空气和胃液，所以胃一蠕动时，空气在里面来回滚动，就发出咕咕的声音了。

不会把自己消化掉的胰腺

　　胰腺是一个长而窄的腺体，藏在胃的后面，刚好嵌在十二指肠（小肠的最前段，与胃的幽门连接）的弯处，总胰管开口于十二指肠，将胰腺分泌的胰液输送入十二指肠参与食物中蛋白质、脂类和糖的消化作用。食物的消化主要依赖胰液中各种消化酶，那么胰液会不会把胰腺本身消化掉呢？下面就让我们来寻找答案吧。

胰腺的功能

　　胰腺既可以向十二指肠释放消化酶，又可以向血液中释放重要的激素，所以兼有外分泌和内分泌的双重功能。

1.外分泌功能

　　胰腺里有腺泡细胞，负责分泌各种消化酶，这些消化酶通过一系列小管到达胰管，胰管再把消化酶送入十二指肠。

2.内分泌功能

　　胰腺内还存在一些无管的细胞，称为"胰岛"，它是由德国医生兰格汉斯最早发现的，为了纪念他，胰岛又称为"兰氏小岛"。胰岛细胞分泌胰岛素和胰高血糖素进入血液，调节血糖浓度。当血液中葡萄糖含量高时，胰岛素会命令血液中的葡萄糖进入肝脏和肌肉中以"糖原"的形式储存起来；当饥饿或禁食时，血糖含量降低，这时胰高血糖素会让糖原再转变成葡萄糖释放入血液。这对激素具有相反的功能，共同来维持血糖的稳定，该功能称为"胰腺的内分泌功能"。

胰液的成分与作用

　　胰液是无臭无味的碱性液体，成年人每日分泌的胰液量最高可达

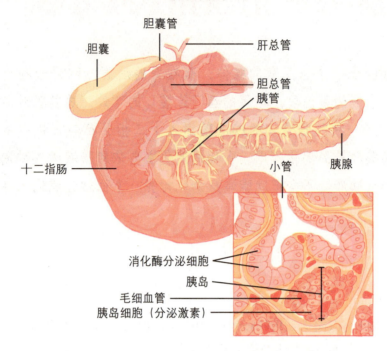

胰腺的结构

胆囊管

胆囊

肝总管

胆总管

胰管

十二指肠

小管

胰腺

消化酶分泌细胞

胰岛

毛细血管

胰岛细胞（分泌激素）

2升，成分包括水、无机物和有机物。其中，水的含量最大，可以达到97%，无机物主要为碳酸氢根，是胰液呈碱性的主要原因。胰液的主要有机成分是由胰腺腺泡细胞分泌的各种消化酶，包括消化淀粉、蛋白质和脂类的水解酶。

1.淀粉水解酶

胰液中的淀粉酶可以将食物中的淀粉和糖原水解为小分子的麦芽糖和糊精等。在小肠内，经过大约10分钟，胰淀粉酶就可以将食物中的淀粉全部水解。

2.蛋白质水解酶

胰液中主要含有3种蛋白质水解酶，其中胰蛋白酶含量最高。那么，这些蛋白质水解酶会不会将胰腺本身的蛋白质水解呢？答案当然是否定的。在正常情况下，这些酶在由胰腺腺泡细胞分泌出来时，是没有活性的，也就是说它们不能水解任何蛋白质，当然也不能水解胰腺本身了，这些酶称为"酶原"。胰液中的各种蛋白质水解酶原释放到小肠以后，在小肠液中的肠激酶作用下，由无活性的状态转变为有活性的酶，从而可以发挥其消化食物中蛋白质的作用。但当胰腺导管阻塞、痉挛或饮食不当引起胰液分泌增加时，可导致胰腺小管和腺泡破裂，胰蛋白酶原渗入到胰腺间质中，从而被组织液激活，成为有活性的胰蛋白酶，此时就会出现胰腺组织的自身消化，发生急性胰腺炎。

3.脂类水解酶

胰脂肪酶是消化脂肪的主要酶，此外，胰液中还含有消化胆固醇酯和磷脂的酶。

由于胰液中含有消化三大营养物质的消化酶，所以胰液是消化能力最强、消化功能最全面的一种消化液。当胰液分泌发生障碍时，即使其他消化液分泌正常，食物中的脂肪和蛋白质也不能完全被消化和吸收，常引起脂肪泻。

胰液的分泌

胰液主要是通过神经和体液调节来分泌的。在非消化期间，胰液几乎不分泌或很少分泌。进食后，胰液开始分泌或分泌增加，食物是刺激胰腺分泌的天然因素。首先，食物的色、香、味所引起的条件反射，以及食物本身对口、咽、食管和胃等产生刺激，并通过神经反射，引起胰液的分泌。其次，当食物接触到十二指肠时，食物会刺激小肠黏膜的一种细胞分泌两种激素——促胰液素和促胰酶素，这两种激素相互协作，促进胰液分泌，这就是体液调节。

消化吸收的大工厂——小肠

如果打开腹腔，我们会发现，偌大的一个腹腔被一堆堆弯弯曲曲的、不断蠕动的东西占满了，那些就是我们的小肠，是营养物质消化吸收最主要的场所。小肠上端起于胃的幽门，远端终止于回盲部并与大肠连接，分为十二指肠、空肠和回肠三部分，全长5～7米，盘踞于腹腔的中部，是消化道中最长的部分。

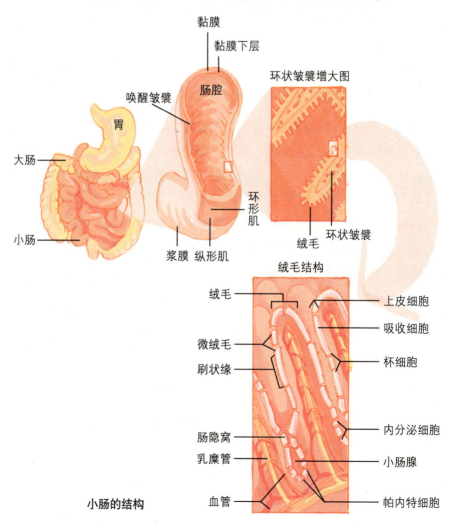

小肠的结构

食糜进入小肠后，就开始了小肠内消化。在小肠内，食物主要受胰液、胆汁和小肠液的化学性消化和小肠运动的机械性消化的双重作用，在这里食物基本完成了所有的消化和吸收，余下的残渣则进入大肠。一般食物在小肠的停留时间为3～8个小时。

小肠的化学性消化作用

1.胰液的消化

胰腺开口于十二指肠，将胰液分泌入肠腔，帮助食物消化。胰液是胰腺的外分泌物，是无色透明的碱性液体，含有多种消化酶，比如胰蛋白酶、胰淀粉酶和胰脂肪酶，帮助消化食物中的蛋白质、淀粉和脂肪，将这些大分子物质水解为便于吸收的小分子物质——氨基酸、葡萄糖、甘油和脂肪酸等。胰液的消化作用很强，通过胰液的帮助，我们吃的食物才能消化得更彻底。

2.胆汁的作用

肝细胞生成的胆汁，经胆总管开口于十二指肠，分泌入肠腔，帮助脂肪的消化和吸收。胆汁还可以促进脂溶性维生素的吸收。

3.小肠液的作用

小肠液是由小肠黏膜腺体分泌的，分泌量是消化液中最大的一个。其成分中水的含量最多，小肠液中的消化酶有肠激酶、一些消化二肽和二糖的水解酶，肠激酶的作用是激活胰蛋白酶，消化二肽和二糖的作用是将二肽水解为氨基酸，将二糖水解为单糖，从而被肠黏膜细胞吸收。

小肠的运动

小肠壁的肌层包括外层较薄的纵行肌和内层较厚的环行肌。小肠的运动就是靠这两层平滑肌的舒缩活动来完成的。小肠壁肌肉的运动，主要起促进消化和吸收，将内容物向下推送的作用。

小肠的运动包括分节运动、蠕动等形式，这些形式的运动都有利于食物与消化液的充分混合，完成消化过程。分节运动是以环行肌舒缩为主的节律性运动，其作用是将食物与消化液充分混合，促进化学消化作用，使食物与肠壁充分接触，促进营养物质的吸收。蠕动是一种环行肌和纵行肌同时收缩的运动，它的作用是将食物向大肠方向推动。小肠蠕动的速度很慢，每秒1～2厘米，每个蠕动波只把食糜推进一段短距离后即消失。小肠蠕动的强弱取决于肠内食物的刺激，在正常情况下，吃纤维多的蔬菜和红薯时肠蠕动就快一些。

小肠是营养物质吸收的主要部位

食物经过小肠内的消化作用，被分解成可被吸收的小分子物质。例如，食物中的糖被分解成单糖，蛋白质被水解为氨基酸。食物在小肠内停留的时间较长，这为充分吸收提供了时间。

小肠绒毛是营养物质吸收的主要部位。小肠黏膜形成许多环形皱褶和大量绒毛突入肠腔，每条绒毛的表面是一层柱状上皮细胞，柱状上皮细胞顶端的细胞膜又形成许多细小的突起，称为"微绒毛"。小肠黏膜上的环状皱襞、小肠绒毛和每个小肠绒毛细胞上的微绒毛，使小肠黏膜的表面积增加600倍，达到200平方米左右。小肠的巨大吸收面积有利于提高吸收效率。在正常情况下，小肠每天可以吸收6～8升水、数百克糖、100克脂肪、50～100克蛋白质和50～100克无机盐，而且小肠的吸收潜力很大，其吸收能力还可以增加数倍。

粪便的产生

  粪便是我们人体的正常排泄物，是食物经过消化吸收后的残渣。那么，粪便是在哪里产生的呢？答案就是消化道中的大肠。大肠位于消化道的最后一部分，长约1.5米，与又细又长的小肠比起来，它要粗很多。下面就让我们来了解一下大肠吧。

大肠的结构

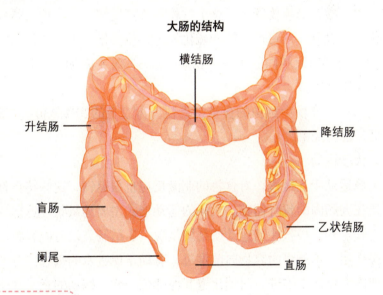

横结肠

升结肠

降结肠

盲肠

乙状结肠

阑尾

直肠

大肠的结构

  大肠主要由盲肠、结肠和直肠三部分组成。盲肠是大肠的起始部分，回肠末端就开口于盲肠。结肠是大肠的中间部分，对食物残渣做最后处理，形成粪便。直肠是大肠的最后部分，粪便在排出之前暂时储存在直肠内，最后经肛门排出体外。

大肠的功能

  大肠没有显著的消化功能，主要功能是储存食物残渣、吸收水分和少量无机盐、吸收肠道细菌产生的维生素。

1.大肠液的成分与分泌

大肠液是由大肠黏膜表面的细胞分泌的，呈碱性，富含黏液蛋白，具有保护大肠黏膜和润滑粪便的作用。

2.大肠内的细菌

大肠内存在着上亿的细菌，这听起来很可怕吧，但实际上，这些细菌大多数对身体有益无害，称为"肠道菌群"。大肠内的细菌主要包括大肠杆菌和葡萄球菌等，主要来自空气和食物，大肠内的环境适合它们的生长繁殖。肠道细菌体内含有帮助分解食物残渣的酶。细菌分解糖和脂肪产生乙酸、二氧化碳等，这个过程称为"发酵"。细菌对蛋白质的分解称为"腐败"，可产生氨和硫化氢等，使粪便产生臭味。同时，大肠内的细菌利用大肠内的小分子物质合成B族维生素和维生素K，被吸收后供人体利用。

据估计，粪便中细菌的含量占粪便固体总量的20%～30%。所以我们便后一定要洗手。

3.大肠运动

大肠运动少且缓慢，对食物的刺激反应也很迟钝，这些特点都有利于粪便在大肠内的暂时储存。大肠的运动形式主要为袋状往返运动、分节推进和蠕动。袋状往返运动使结肠呈现一串结肠袋，对内容物起着缓慢揉搓作用，不能将内容物向前推进，有助于促进水的吸收。分节推进可以使内容物向下推进。与消化道其他部位一样，蠕动的意义在于将内容物推向远端。

4.排便

在正常情况下，直肠内是没有粪便的。当肠蠕动将粪便推入直肠时，粪便刺激直肠壁内的感受器，经神经冲动传到初级排便中枢，同时上传到大脑皮层引起便意。当条件允许时，即可发生排便反射。传出冲动经神经下传，使肛门括约肌舒张，于是粪便排出体外。

排便反射可以受大脑皮层的控制，如果对便意经常制止，就会使直肠敏感度下降，粪便在大肠内滞留。粪便滞留过久，水分会过多被吸收而变硬，引起排便困难，称为"便秘"。每天都排便有益于身体健康。有人打过比喻：一天不排便等于吸3包烟。的确如此，粪便在体内储存久了会形成宿便，产生毒素，对身体有害。如果直肠黏膜的灵敏度提高，即使肠内只有少量的粪便也可以引起便意和排便反射，常见于肠炎和痢疾。

5.大肠的吸收功能

大肠具有很强的吸收水分的功能，每日可吸收5～8升的水和电解质溶液。当大肠吸收出现障碍时，就会出现腹泻。大肠还能吸收肠道细菌产生的维生素，来补充机体摄入的不足。

人体的化工厂——肝脏

　　我们的身体就像一个王国，各个组织器官各尽其能，来维持这个王国的正常运行。那么肝脏在整个王国里充当什么角色呢？肝脏可以说是人体的"化学工厂"，人体需要的营养物质和食物中的有害物质等都需要肝脏加工处理之后，才能为机体利用或排出。

　　肝脏是人体内最大的消化腺，执行着上百种不同的任务，对生命至关重要。下面就让我们来看看肝脏所具有的功能吧。

肝脏的结构

镰状韧带

肝右叶　　　　　　　　　　肝左叶
　　　　　　　　　　　　　肝圆韧带

　　　　　胆囊

肝右叶　　　　　　　　　　肝左叶
　　　　　　　　　　　　　胆囊管
　　　　　　　　　　　　　肝管
　　　　　　　　　　　　　肝动脉
　　　　　　　　　　　　　肝门静脉
　　　　　　　　　　　　　肝总管

下腔静脉

肝脏是维持血糖浓度稳定的重要器官

　　脑组织和红细胞主要靠葡萄糖来供给能量，血糖浓度的恒定对于它们来说非常重要。控制血糖浓度的最终靶器官就是肝脏。餐后，大量的葡萄糖进入血液，远远超出机体所需，这时肝脏将过多的葡萄糖合成糖原储存起来，当饥饿时再分解成葡萄糖释放入血液。

肝脏在脂类代谢中占据中心地位

胆汁酸由肝细胞合成并分泌，是脂类物质在肠道消化和吸收所必需的物质。如果肝脏合成胆汁酸的功能下降，就会出现脂类的消化吸收障碍，产生厌油腻和脂肪痢等症状。

肝脏是胆固醇合成最活跃的器官，肝脏胆固醇的合成量占人体胆固醇合成总量的3/4，是血浆胆固醇的主要来源。胆汁酸的生成是肝脏降解胆固醇的主要途径。

脂肪肝是比较常见的一种疾病。肝脏合成脂肪的能力超过其排出，导致脂肪在肝细胞内堆积，就会出现脂肪肝。脂肪积聚过多时，更可能发展为肝硬化，出现一系列症状。

肝脏参与多种蛋白质的合成与分解

90%以上的血浆蛋白质都是由肝合成并分泌的。正常人血浆清蛋白与球蛋白的比值为1.5～2.5，肝功能严重受损时，可导致该比值下降，甚至倒置，这种变化临床上常作为严重慢性肝病的辅助诊断指标。

大多数凝血因子都是由肝细胞合成的，如果肝细胞严重受损，就会导致凝血障碍和出血倾向。

肝脏的解毒功能

肝脏另一个重要的功能就是解氨毒。氨是机体蛋白质正常代谢的产物，是一种有毒物质，对机体有害。各组织器官产生的氨运输到肝脏后，肝脏将其转化为无毒的尿素，然后随尿液排出体外。肝脏除可以解氨毒外，还可以将一些内源性或外源性的非营养物质通过生物转化作用，使其毒性降低、水溶性增加，利于排出体外，例如激素的灭活、食品添加剂的处理等。

肝脏与黄疸

黄疸是肝病的一种常见临床表现。黄疸的出现是由于一种叫做胆色素的物质分泌排出障碍导致的。胆色素是机体衰老红细胞在肝细胞内代谢的产物，随胆汁排出体外。如肝细胞受损或胆管阻塞都可以导致其排出障碍，从而进入血液，导致皮肤和巩膜出现黄染。

造血功能

胎儿在妈妈肚子里的第9周至第24周时，肝脏是胎儿最主要的造血器官。当胎儿长至5个月的时候，肝脏的造血功能将逐渐被骨髓取代。

胆汁的产生

同学们知道胆汁是在哪里产生的吗？我们的胆真能被吓破吗？为什么我们常说"肝胆相照"？带着这些问题，让我们来了解一下胆囊和胆汁的作用吧。

大家可能会以为胆汁是胆囊产生的，其实胆汁是由肝细胞合成并分泌的。肝细胞分泌的胆汁经肝小管分泌到胆囊储存起来，需要时再经胆总管排入十二指肠内，所以说，胆囊的作用是浓缩并储存胆汁。胆汁的生成过程非常复杂，肝脏产生的胆汁称为"肝胆汁"。肝脏不断地生成胆汁，每天的生成量为100～200毫升。

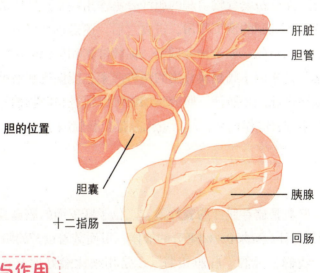

肝脏
胆管
胆的位置
胆囊
十二指肠
胰腺
回肠

胆汁的成分与作用

胆汁味苦，肝胆汁呈金黄色，而胆囊内的胆汁因浓缩而呈深绿色。胆汁中大部分是水，在水中溶有许多种物质，例如胆汁酸（胆盐）、胆固醇和胆色素，但不含消化酶。胆汁酸的作用是帮助消化和吸收脂肪。胆色素是肝的排泄物，与消化无关，但决定了胆汁和粪便的颜色，所以无论我们吃什么，粪便都是黄色的。胆固醇是脂类的一种，在正常情况下，胆汁中的胆盐、胆固醇和卵磷脂之间有适当的比例，如果比例失调，就会出现胆固醇析出，这是形成胆结石的原因之一。

胆汁的最主要作用是作为消化液，帮助脂肪在肠内进行消化和吸收。胆汁中的成分将脂肪乳化成小的脂滴，分散在肠腔内，增加与脂肪酶的接触，促进消化，同时胆汁中的胆盐能帮助脂肪吸收。如果缺乏胆盐，食物中将近一半的脂肪将无法消化和吸收。此外，胆汁还可以促进脂溶性维生素的吸收。

胆汁的分泌

肝细胞不断地分泌胆汁。平时胆汁就贮存在胆囊内，当我们吃了食物后，胆汁才直接从肝脏和胆囊内大量排出至十二指肠，来帮助食物的消化和吸收。据研究，高蛋白和高脂肪的食物能引起胆汁的大量分泌和排出，而淀粉类食物引起的胆汁分泌作用较小。胆汁的分泌受到神经和体液两种机制的调节作用。进食之后，迷走神经兴奋，就能使胆汁大量流入十二指肠，属于神经调节。促胰液素和促胰酶素（又称为"胆囊收缩素"）是由小肠黏膜分泌的两种激素，能促进胰液的分泌。促胰液素可以促进肝分泌胆汁，胆囊收缩素可以促进胆囊收缩分泌胆汁，在这两种激素的共同作用下，胆汁就大量排至肠腔内了。

胆囊

胆囊是储存胆汁的囊性器官，位于肝下面的胆囊窝里，形状像一个小梨，可以容纳30～60毫升的液体，里面装着很苦的胆汁。

我们常说的"肝胆相照"，是用来比喻好朋友真心相待，患难与共的，这也是源于肝与胆的密切关系。肝与胆不仅在解剖位置上相互接近，而且功能上也相互依赖。肝产生胆汁，不直接分泌到肠道，而是储存在胆囊内，由胆囊将其浓缩，需要时再释放到肠腔，发挥其作用。肝和胆谁也离不开谁。

尿液的产生

水是生命的源泉，一个健康成年人的体内60％都是水，体内的各种生化反应均需要在水环境中进行。血浆中含有大量水分，其中既溶解了营养物质，也溶有细胞代谢活动产生的废物，如尿素和尿酸等。这些代谢物质都是有毒的，如果长期积存，会对机体造成损害。在我们体内有着这样一些器官，它们负责将血液循环中的代谢产物过滤出来，再以水溶液的形式排出体外，这便是泌尿系统的工作。肾脏、输尿管、膀胱和尿道共同构成泌尿系统，其中，肾脏是形成尿液的器官，也是泌尿系统最重要的器官。

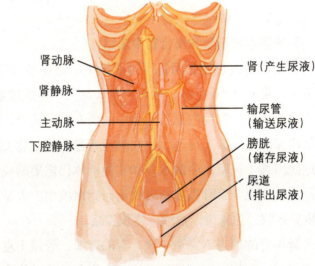

与产生尿液有关的器官

肾动脉
肾静脉
主动脉
下腔静脉

肾（产生尿液）
输尿管（输送尿液）
膀胱（储存尿液）
尿道（排出尿液）

尿的生成

1.肾脏的特点

在正常情况下，每个人都有两个形似蚕豆的肾脏，对称位于腰部的脊柱两边。肾脏仅占体重的1/200，但心脏每次搏动输出的血液却有大约1/5是供给双肾的。正因为血液供应充沛，才使得循环中的有毒代谢产物能够及时进入肾脏并被过滤出去。肾脏的主要功能是形成尿液，实验发现，切掉一只肾，另一只肾完全可以替代它的功能，可见肾脏功能的代偿性很强。

肾脏内有几百万个微小的过滤器——肾单位，它们是肾脏执行泌尿功能最基本的单位。它们不停地从血液中除去废物和废水。每个肾单位都由一个肾小球和它专属的肾小管构成。肾小球是一个毛细血管组成的球形结构，结构比较特殊，毛细血管的两端都是动脉，周围包围着肾小囊，后者变细形成肾小管。若干个肾小管最终汇合成集合管，再经肾盏和肾盂与输尿管相连，排出尿液。

2.血浆经肾小球超过滤形成原尿

肾小球和肾小囊之间有一道屏障，称为"滤过屏障"。肾小球的滤过屏障具有选择性，血液中除了血细胞和蛋白质大分子之外，其他物质都会被过滤出来。血浆中的自由水、代谢产物（如尿素、尿酸等）和无机离子（如钠、钾、钙、镁、磷酸根等）均可被过滤出来，在肾小囊腔中形成超滤液，继续进入肾小管。

3.原尿在肾小管和集合管中浓缩

健康成年人每分钟两肾可过滤出来的原尿多达125毫升，每天形成的原尿总量有180升之多，然而一个人每天产生的尿量大概只有1.5升。肾小球为了在短时间内滤出血浆中的所有有害成分，采用了超过滤的方式使原尿的生成大大提速，但同时不可避免地也将大量有利于机体的成分过滤出去了。原尿中的水分和其他机体仍需要的成分，都会在后续进入肾小管和集合管时被重新吸收返回到血液中。大量水分会在此过程中被重新吸收，原尿得以浓缩，体积骤减。

肾小管的形态不完全一致，有的弯曲、管壁上皮细胞体积大、管腔又不规则，有的则刚好相反，这与它们各自的功能有关。原尿从肾小球出发，依次经过近端小管、髓袢和远端小管，再进入集合管。不同的物质被重吸收的程度不同，葡萄糖和氨基酸等营养物质可以全部重吸收，体内钠离子、钙离子的浓度不能过低也不能过高，会根据需要不同程度地重吸收。

尿的排放

　　原尿流经肾小管和集合管后就形成了终尿，终尿流进肾盏和肾盂内，再通过输尿管从肾脏运送到膀胱。肾盏、肾盂和输尿管外层均有平滑肌，它们缓慢的蠕动有利于尿液及时运输到膀胱，避免影响肾功能。正常成年人膀胱容量为300～500毫升，新生儿膀胱容量约为50毫升。膀胱壁柔软、伸缩性极好，其内侧的黏膜有许多褶皱，黏膜褶皱不断打开以扩大膀胱腔容积，以便容纳更多的尿液。当膀胱壁收缩时，就会排尿。通常，当膀胱内的尿液量在100毫升以上时会有充盈感，150毫升以上时就会产生尿意。

　　排尿的过程是膀胱逼尿肌完成的，它受脊髓排尿反射中枢控制，同时又受大脑神经的调控，所以我们的意识能够控制何时排尿。婴幼儿大脑与脊髓之间的神经联络尚未发育健全，排尿活动不能受意识支配，所以会尿床。

人的体温

当我们发烧时，会觉得头特别的烫，用体温计一测，体温一定超过37℃。那么大家知道为什么发烧很难受吗？我们的体温是如何保持在37℃的？为什么是这个温度而不是其他温度呢？带着这些问题，让我们来了解体温吧。

不同环境温度下的人体体温分布示意图

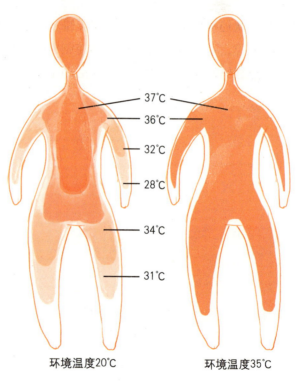

环境温度20℃　　　　　环境温度35℃

人是恒温动物

自然界的动物按照体温的特点可分为变温动物、异温动物和恒温动物三类。变温动物包括无脊椎动物、鱼类、两栖类、爬行类和一些低等脊椎动物，如泥土中穿梭的蚯蚓，体温就是它们赖以生存的环境温度。

异温动物是指冬眠动物，包括少数几种鸟类和一些低等的哺乳动物。异温动物冬眠时机体代谢率极低，有着异乎寻常的耐寒能力，而一旦从冬眠中复苏后，体温就能保持相对恒定。人类的致死体温是26℃～29℃，而冬眠中的动物却能禁受得住接近0℃的低体温，甚至更低。

人和大多数哺乳动物、鸟类都属于恒温动物，在进化过程中具备良好的体温调节能力和隔热系统，如体毛、羽毛和皮下脂肪都起到了隔热的效果。大多数恒温动物的体温值都集中在36℃～42℃，这正是体内参与新陈代谢的多种酶类发挥最佳效应的合适温度。我们的体温保持在37℃，是机体新陈代谢的需要。在疾病或者恶劣环境下，恒温动物的体温一旦过低或过高都会扰乱正常的生命活动，严重时还会出现生命危险。

核心·体温的测量

随着温度计的问世，体温计开始应用于临床。水银温度计自1867年诞生一直沿用至今，如今又涌现出诸如电子体温计和红外线测温仪等新型体温计。

体温分为表层体温和核心体温，前者指皮肤、皮下组织和肌肉等部位的温度，后者指心、脑、肺和腹腔内脏的温度。表层体温受环境影响较大，医学上所指的体温通常指身体核心体温的平均值，体外测量时所选部位及正常人的平均温度水平如下表所示。

	直肠温度	口腔温度	腋窝温度
温度计测量部位	直肠内6厘米以上	舌下（闭口）	腋窝，5～10分钟
正常温度（℃）	36.9～37.9	36.7～37.7	36.0～37.4

体温的波动

在正常情况下，体温并不是一成不变的，它不仅呈现出一定的昼夜节律，还受性别、年龄、精神状态、体力活动和环境温度等多种因素影响。每个人的体温都在清晨2点之后最低，在午后最高。新生儿的体温调节中枢尚未发育成熟，这种昼夜节律并不明显。成年男性体温低于成年女性。精神紧张、情绪激动或者骨骼肌活动增强时，机体的产热都会增加，体温也就随之升高。测量体温时，需要让患者保持安静，特别是儿童，更要避免哭闹。通常在生理范围内，体温波动不会超过1℃。

恒定的体温依赖于体热平衡

1.产热升高体温

人体有多种产热方式，如安静时内脏器官的代谢产热，运动时骨骼肌产热，以及餐后食物的特殊动力效应产热等。一般在较舒适的环境温度下，基础代谢、骨骼肌运动和食物产生的热量占主导地位。在寒冷环境中，机体会启动寒战产热和非寒战产热来抵御寒冷。寒战就是骨骼肌自主进行的节律性舒缩，将肌肉收缩消耗的能量全部转换成热能释放出来。非寒战产热是机体通过提高基础代谢率来增加代谢产热的方法，这一途径主要依赖于体内的褐色脂肪组织的代谢活动。婴幼儿的褐色脂肪组织较丰富，成年人较缺乏，所以褐色脂肪组织代谢增强对维持新生儿体温十分重要。

2.散热降低体温

人体的散热途径也很多，皮肤直接与环境接触，散热的面积最大，是主要的散热器官。体内的热量还可通过呼吸道和消化道排出体外。皮肤和皮下组织含有大量的毛细血管丛和动静脉短路吻合支，热量可通过血液循环从身体内部被运送出来。

皮肤散热与一般物体散热的机理颇为相似，主要形式有热辐射、热传导、对流和蒸

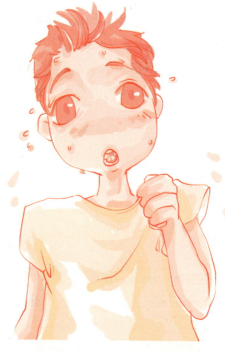

发四种。炎炎夏日，室外温度有时可持续在37℃以上，这时外环境温度已超过体温，前三种散热方式均已失效，机体只能靠蒸发散热。蒸发散热分为不感蒸发和发汗两类。不感蒸发指那些渗出于呼吸道、皮肤的水分，在我们毫无察觉的情况下蒸发散热。通过汗液的蒸发散热是机体在高温下散热的主要途径。

3.体温中枢调控体热平衡

体内从脊髓到大脑皮层的各级中枢神经系统都参与调节体温。经过确凿的动物实验，科学家认为恒温动物的下丘脑视前区——下丘脑前部是体温调节的中枢，这里设定了人体该有的体温值，即调定点。身体各部位的温度感受器随时将体温变化告知中枢，中枢按照体温调定点精细的调控着产热和散热活动，从而维持恒定体温。

人为什么要眨眼睛

大家小时候都玩过这样的游戏，就是两个人相互盯着对方的眼睛，比一比谁会先眨眼，无论是谁总要以一次眨眼来结束游戏。我们的眼睛为什么总是一眨一眨的呢？

眨眼

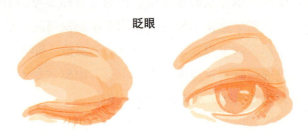

眨眼的概念与特点

眨眼是指眼睑的开关闭合，是一种正常生理运动，属于一种神经反射，在医学上称为"瞬目反射"。据统计，正常人平均每分钟要眨眼十几次，差不多每2～8秒就要眨一次眼，眼睛眨一下需要0.12～0.2秒。通常我们描述某人聚精会神时，会说他的眼睛一眨也不眨。可实际上眼睛还是在眨的，只不过是间隔的时间长一点罢了。自然界中有的动物也会眨眼，如猫、牛和羊等，但它们眨眼的速度很慢，而有的动物根本不会眨眼，如乌龟、青蛙和蛇等两栖类较低等的动物。可见只有高等动物才具有眨眼的动作。平时我们的眨眼大多跟呼吸一样，是下意识、无法察觉的。没有人会特意去关注它，但它却很自然地进行，一刻也没有停止过，这就是眨眼的特点。

眨眼的作用

眨眼是一种生理需要，具有十分重要的作用。眨眼时可以把泪腺分泌出来的泪水均匀地涂在眼球表面，从而使泪液均匀地湿润角膜和结膜，使眼球不至于干燥，保持角膜光泽，并能及时清除结膜囊的灰尘和细菌。正因为有了泪水的润滑，眼球的转动才会更加自如。如果不眨眼，眼球上的泪膜就会很快地蒸发，我们就会觉得眼睛干涩不舒服，刺痛或流泪。眨眼还是一种保护性动作，当风沙等突然进入眼睛时，由于异物的刺激，会产生反射性的眨眼，通过眨眼企图用泪液将入眼的异物冲洗掉。眨眼动作还可使视网膜和眼肌得到暂时的休息，减轻了眼睛因长时间的工作而产生的视力疲劳。

眨眼的临床分类

眨眼作为一种快速的闭眼动作，在临床的治疗研究中常被分为两种：一种为不自主的眨眼运动；另一种为反射性闭眼运动。前者是指在没有外界刺激因素的作用下，人在不知不觉中完成的，即我们常规认识上的眨眼。至于这种不自主眨眼动作的起因，目前还不太清楚，有人认为这是人类漫长进化的结果。反射性闭眼运动则是由于明确的外界因素通过大脑神经反射引起的，总结起来一般有3种形式：

（1）由于灰沙等异物突然进入眼睛造成的迅速闭眼，并伴有眼泪流出。这是因为灰沙等会刺激角膜和结膜神经末梢，引起神经反射，因此又称为"角膜反射"。

（2）强光照射眼睛引起的闭眼动作。这是由于强光刺激视网膜引起的，称为"眩光反射"。眩光反射一旦消失，往往标志着中脑损害。

（3）恫吓反射，是指外物突然朝眼睛袭来，人就会迅速闭眼并把头避开，这是一种保护性反射。

以上三种形式的闭眼动作都是眼球的保护性运动，一旦这些反射消失了，就应该及时到医院检查，看看眼睛或大脑患了什么毛病。另外，生活中常有些小孩子因为模仿别人的眨眼动作，养成了习惯性的频繁眨眼，我们应当尽早纠正。还有的是由于眼肌或神经系统病变引起的眨眼次数过多，遇到这些情况一定要及时到医院诊治。

我们的眼睛不怕冷

寒冷的冬天，大家在外面走路时会戴上帽子和围脖，穿上厚厚的棉衣棉裤，可就算是这样还会冻得脸通红，有些人的手和耳朵甚至会生冻疮。可同样是在寒风刺骨的环境中，暴露于体表的眼睛却安然无恙。就算我们长时间待在室外，四肢都快冻麻木了，眉毛结冰，睫毛也上了霜，眼睛却照样活动自如，对寒冬的威严没有丝毫畏惧。那究竟是什么造就了眼睛这项特殊功能呢？

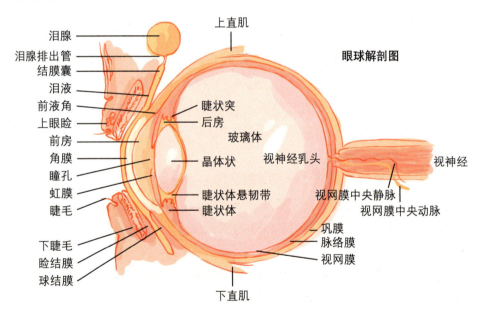

眼球解剖图

人体是如何感知"冷"的

想要解释人眼为何能如此抗冻，首先要清楚我们为什么会感觉到冷。人体皮肤上不均匀地分布着许多能感知到冷暖变化的感受器，又称为"冷点"和"热点"。一般来说，冷点要比热点多。当环境温度下降时，体表温度也会随之下降，这样就刺激了表皮的冷点，冷点再将自己获得的"冷信号"通过神经传递给大脑，经过大脑处理分析，从而感知到冷。冷到一定程度，皮肤可能还会出现鸡皮疙瘩、打寒战和哆嗦等，以达到降低散热、增加产热的目的，相信这样的经历大家都再熟悉不过了。

眼睛不怕冷的原因

眼睛不怕寒冷的原因主要有以下几个方面：

（1）人的眼睛是由眼球、眼结膜和眼睑皮肤组成的，眼球的角膜和巩膜的内部分布着极丰富的触觉和痛觉神经，它们和体内器官一样，表面几乎没有冷热感受器，而结膜和眼睑皮肤上的冷点和热点的数目也很少，所以，眼睛对于寒冷的反应不像人体皮肤那样敏感。当外界温度下降时，眼睛内没有相应的感受器能感受到这种变化，也就无法向大脑如实报告，大脑中枢也就接受不到任何"冷信号"，最终的结果就导致眼睛对寒冷的感知极为迟钝，这也是眼睛感觉不到冷的最主要原因。

（2）角膜和巩膜是体内缺少毛细血管分布的透明组织，几乎没有什么散热作用，这层隔热衣能缓冲低温向眼球传导的速度。另外，眼球外面有一层柔软的眼皮，眼皮内分布有丰富的毛细血管，就如同两扇大门般挡住了外界的寒冷，还供给眼球一定的热量，所以眼球尽管暴露在外面，也不怎么怕冷。

（3）眼睑不断的开关，以及眼球的不断转动，这些摩擦运动能够产生丰富的热量。人的眼睛内部本身就有丰富的毛细血管，流动的血液能源源不断地输出热量。依靠眼睛内部本身产生的这些热能，即使在数九寒天的时候，眼球表面的温度也会保持在10℃以上。这也是人眼抗冻的一个重要原因。

（4）专家还特别指出，泪水在这其中也起到一定的作用。眼睛泪腺分泌的泪水是循环的，处在不断的流动和更新状态中。它不仅起到湿润眼球的效果，还可使眼睛始终保持一定的温度，这样眼睛就不会因为寒冷而结冰。

通过以上的讲解，大家现在知道我们的眼睛为什么这么抗冻了吧！在平时生活中一定要保护好自己的眼睛哦，我们可没法给眼睛取暖啊！

人为什么会近视

现在，越来越多的人因为近视戴上了厚厚的眼镜，甚至为治疗近视而使用各种护眼仪器或服用药品。一份报告显示，近视在发展中国家十分突出，在亚洲国家近视发生率更是高达70%～90%。全世界几乎所有的人群都存在近视，并且近视还存在这样的特点：亚洲人比欧洲人更为常见，女人比男人常见（女性是男性的两倍）。

近视眼和远视眼的矫正

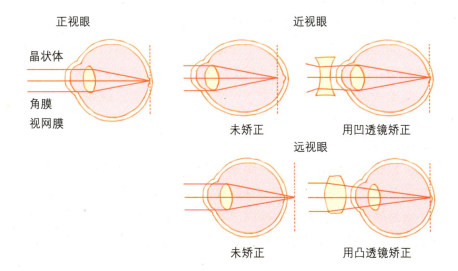

正视眼　　　　　　　　　　　近视眼

晶状体

角膜
视网膜

未矫正　　　　　　　用凹透镜矫正

远视眼

未矫正　　　　　　　用凸透镜矫正

近视的概念

近视眼是指只能看清近处物体的一种眼部疾病，它属于屈光不正中的一种。众所周知，人的眼睛之所以能看清东西，是因为物体发出的光线通过角膜和晶状体等人眼折光系统后，会在视网膜上形成图像。正常的情况应该是光线的焦点刚好落在视网膜上。如果用眼方法不卫生，就会使眼球的前后径加长，角膜或晶状体的前后曲度也会发生改变。这样一来，就使远处物体反射光线的焦点落在视网膜前面，直接造成视网膜上的图像不清晰，人也就看不清远处的物体，久而久之便形成了近视眼。而我们在近视时佩戴的眼镜其实就是一块凹透镜，它的作用就是将光线的焦点向后延伸，这样远处物体的像就能如愿落在视网膜上，从而达到矫正近视的目的。

近视形成的原因

近视的产生原因至今依然不是十分明确，主流的看法认为近视是由多种因素导致的，但近年来许多证据表明环境和遗传因素共同参与了近视的发生。

1.遗传因素

研究认为，双亲均为近视眼的家庭，下一代近视的发病率较高，近视眼具有一定的遗传倾向，高度近视更是如此，但一般近视的遗传倾向则不是很明显。

2.环境因素

环境因素包括用眼方法和饮食状况。近视眼的发生和发展与长期的用眼不卫生的关系非常密切。青少年的眼球正处在生长发育阶段，调节能力很强，眼球壁的伸展性也相对较大。当我们在进行阅读或书写等近距离用眼工作时，不仅需要发挥眼睛的调节作用，双眼球还要内聚，眼外肌就会对眼球施加一定的压力。如果我们看书、写字时的姿势不正确，书本放得离眼过近，或采光、照明条件不好，或持续用眼的时间过长，这些情形都会使眼球中睫状体内的肌肉持续收缩。久而久之，眼球的前后径就可能变长。另外，由于睫状肌长时间压迫晶状体而导致晶状体不能复原（比天生的厚了），最后也会导致近视的形成。

近视的发生还和饮食状况有关。多数青少年近视患者的血清蛋白偏低，血钙和血色素也偏低，机体往往缺乏维生素A等微量元素。为了预防近视，青少年要多补充维生素A和钙、铬、锌等微量元素，并且要少吃糖果和高糖食品。糖吃多了，血糖含量会增加继而引起房水和晶体的渗透压改变。当房水的渗透压低于晶状体的渗透压时，房水就会渗入晶状体内，使晶状体变凸，增加近视发生的可能性。另外，摄入的糖过多还会使血液中产生大量的酸类物质。酸物质与体内的盐类，特别是钙盐发生中和，造成血钙含量减少，这样就会影响眼球壁的坚韧性，促使眼轴伸长，也会造成近视的发生和发展。为了预防近视的发生，大家在平时生活中，一定要注意用眼卫生，养成不挑食的科学饮食习惯。

近视的分类

医学上将近视分为假性近视和真性近视两种。其中，假性近视是一种暂时性的眼睛不能恢复正常状态的现象，经过适当的调节，还有可能恢复正常。而真性近视是由于发生假性近视后，患者仍不注意采取有效的治疗措施，从而造成眼球的前径和后径过长，变凸的晶状体不能恢复正常的现象，这种情况通常不易恢复。

人类视觉成像原理

　　研究表明，在人脑所获取的外界信息中，至少有70％以上来自于视觉，通过眼睛，我们能感知外界物体的大小、形状和明暗等。双目失明会使患者失去绝大部分的信息，人类正是凭借视觉功能才得以认识世界，感受这美妙的大自然。那我们的眼睛究竟是如何工作，又是如何将外界物体转化成清晰的图像的呢?

人类视觉成像的原理

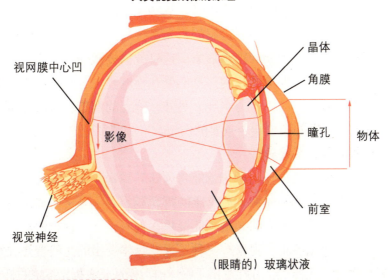

视网膜中心凹

影像

视觉神经

晶体

角膜

瞳孔　物体

前室

（眼睛的）玻璃状液

视觉成像相关的结构

　　眼睛内与视觉成像直接相关的结构是眼的折光系统和视网膜。遮光系统由角膜、房水、晶状体和玻璃体组成。视网膜上的感光细胞以及与之相联系的双极细胞和视神经细胞，共同构成眼的感光系统。来自外界物体反射的光线，透过眼的折光系统成像在视网膜上。视网膜含有对光刺激高度敏感的视锥细胞和视杆细胞，能将外界光刺激所包含的视觉信息转变成生物电信号，并在视网膜内进行编码和加工，由视神经传向视觉中枢，并在视觉中枢作进一步分析，最后形成图像，产生视觉。

103

眼的折光系统与视觉成像

1.折光系统的构成

眼睛的折光系统是由多个折光体所构成的复合透镜，包括角膜、房水、晶状体和玻璃体。射入眼内的光线，首先得通过这四种不同折射率的介质，再继续通过四个屈光度不同的折射面，即角膜的前、后表面和晶状体的前、后表面，才能在视网膜上形成相应的物象。

2.眼的调节

当眼睛看远处物体时，从物体上发出的所有进入眼内的光线可以被认为是平行的光线，对于正常眼来说，不需作任何调节即可在视网膜上形成清晰的像。可当看近处物体时，从物体上发出的射入眼内的光线呈不同程度的散射状，光线通过眼的折光系统后，物像会在视网膜后方形成，只能产生一个模糊的视觉形象。这时就需要眼的调节作用，通过改变眼的折光能力，促使光线的焦点汇聚在视网膜上。而这种作用的发挥主要靠改变晶状体的折光力实现。另外，瞳孔的调节和双眼会聚对在视网膜上形成清晰的像也起着重要的作用。

3.眼的折光系统异常

正常人眼无需作任何调节就能将远处外界物体反射的光线聚焦在视网膜上，形成清晰的图像。如果眼的折光能力发生异常，或是眼球的形态异常，会使进入眼内的光线不能聚焦在视网膜上，这种情况称为"屈光不正"。屈光不正的现象有三种：远处物体发出的光线聚焦在视网膜的前方称为"近视"，往往是由于眼球前后径过长或折光系统的折光能力过强导致的；与之相反，光线聚焦在视网膜的后方称为"远视"，是由于眼球前后径过短或眼的折光能力过弱导致的；如果眼球角膜表面在不同方向上的曲率半径不同，通过它的光线一部分聚焦在视网膜上，而另一部分聚焦在视网膜前方，甚至还有一部分聚焦在视网膜后方，这种情况称为"散光"。

视网膜与视觉成像

1.视网膜的功能

来自外界物体的光线，通过眼的折光系统在视网膜上所形成的图像还只是一种物理范畴的物像，这就像是照相时在底片上留下的镜像一般。在我们脑海里产生的图像，需要经视神经将图像信息传入视觉中枢，并在视觉中枢中分析形成。可见视网膜的基本功能就是感受光刺激，并将其转化为可以被神经传导的生物电信号。

2.视网膜的感光换能系统

有资料显示，人和大多数脊椎动物的视网膜中存在两种感光换能系统，即视锥系统和视杆系统。视杆系统又称为"暗视觉系统"，是由视杆细胞以及与之相联系的双极细胞和神经节细胞等组成，它们对光的敏感度较高，能在昏暗环境中感受弱光刺激而引起暗视觉，但无色觉。视锥系统又称为"明视觉系统"，由视锥细胞以及与之相关的双极细胞和神经节细胞等构成，它们对光的敏感度较差，只有在强光条件下才能被激活，但是能辨别颜色。

人类分辨颜色的原理

正常的人眼不仅能看清外界物体长什么样，还能辨别出它的颜色。正是这与生俱来的本领，才让我们认识了五颜六色的大自然，感受这斑斓的世界。那我们不禁要问，人眼究竟是如何分辨颜色的？生活中常听说的色盲又是怎么一回事呢？

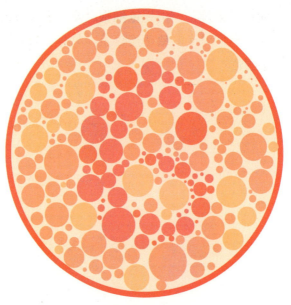

你能看到图上的数字吗

颜色视觉的概念与特点

颜色视觉是人体一种复杂的物理心理现象。进入人眼的光线有各自的波长，而不同波长的光线对视网膜的作用不同，在人脑所引起的主观印象也有差异，这是颜色识别的形成基础。在正常情况下，视网膜可以分辨波长在380～760纳米范围内的150种左右的不同颜色，每种颜色都会与一定波长的光线相对应。在可见光线的波长范围内，波长长度只要有3～5纳米的变化，就会被视觉系统察觉，被分辨为不同的颜色。在这一过程中，起主要作用的是位于视网膜上的视锥细胞，它是唯一具有颜色识别能力的视觉细胞。

颜色视觉与三原色学说

早在19世纪初期，科学家就提出产生颜色视觉的三原色学说。该学说的观点主要是认为在视网膜上存在三种不同类型的视锥细胞，分别含有对红、绿、蓝三种颜色光线敏感的视色素。当某一波长的光线入眼作用于视网膜后，就会以一定比例使三种视锥细胞分别产生不同程度的兴奋。这样的信息通过视神经传至视觉中枢，就会产生对某一颜色的感受。该学说还提出如果红、绿、蓝三种色光按各种不同的比例做适当的混合，人就会感觉到不同的颜色。近年来，三原色学说已经被许多科学家通过更为先进的实验手段所证实。

色盲与色弱

色盲是一种对全部颜色或某些颜色缺乏分辨能力的颜色视觉障碍。按照严重程度，色盲可分为全色盲和部分色盲。全色盲在生活中极为少见，表现为只能分辨光线的明暗，是单色视觉。部分色盲又分为红色盲、绿色盲和蓝色盲，其中以红色盲和绿色盲最为常见。色盲事实上属于一种遗传缺陷疾病，男性居多，女性则较少见。近年来，科学家们通过基因克隆等手段发现并证实，编码红色素和绿色素的基因均位于X染色体上，而编码蓝色素的基因则位于第7对染色体上。说到形成色盲的原因，目前的观点认为，大多数绿色盲患者是由于编码绿色素的基因发生丢失，或是该基因被一杂合基因所取代而导致的；而大多数红色盲患者，则主要是由于编码其红色素基因让其他相应的杂合基因所取代导致的。以上这些就是引起红色盲和绿色盲患者辨别颜色的能力减弱的分子生物学基础。色盲的发生原因还可能与视网膜及神经病变等后天因素有关。还有些色觉异常的产生并不是由于缺乏某种视锥细胞，而是由于某种视锥细胞的反应能力相对较弱，这就使得患者对某种颜色的辨别能力与常人相比较差。我们将这种色觉异常称为"色弱"，它是由后天因素导致的。

眼睛如何适应黑暗的环境

在日常生活中，我们都会有这样的体会，白天从太阳光下突然进入一间昏暗的屋子里面，感觉就像是进入暗室一样，最初什么也看不清，可是没过多久，就能逐渐看清周围的环境，而且时间越久看得越清楚，最后恢复视觉。我们管这种现象叫做眼睛的"暗适应"过程。为什么会产生这个过程？它对于我们眼睛适应黑暗又有什么作用？让我们带着这些问题一起去寻找答案吧。

"暗适应"的作用

人类眼睛在照明条件良好的环境下，对外界物体的识别能力是靠入射光线在晶状体等折光系统中的折射进行的。如果人突然进入黑暗环境，几乎没有产生光线的光源，眼睛能收集到的光线来源迅速下降，从而造成人眼看东西不清楚，这时必须要经过几分钟的"暗适应"过程，促使眼睛对微弱的光线产生适应能力，继而逐渐看清东西。

人眼如何适应黑暗

想回答这个问题，我们还得从构成眼睛的视网膜的生理功能说起。视网膜上主要分布有视锥和视杆两种特殊的视觉细胞，其中，视锥细胞主要分布在黄斑区，而视杆细胞则分布在黄斑区以外的视网膜上。视锥细胞只能感受强光刺激，在强光下眼睛视物时起主要作用；而与之相反，视杆细胞则主要对弱光敏感，也就是说在夜晚或是黑暗的环境下，眼睛看东西时主要依靠的是视杆细胞。

为什么只有视杆细胞具有暗视觉功能呢？这是因为只有在视杆细

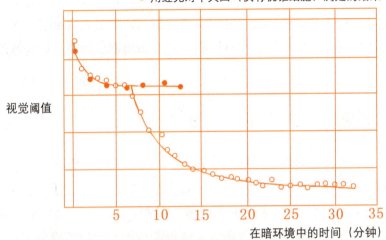

暗适应曲线

○ 用白光对全眼的测定结果
● 用红光对中央凹（仅有视锥细胞）测定的结果

视觉阈值

5　10　15　20　25　30　35

在暗环境中的时间（分钟）

胞内含有能感受弱光的视色素——视紫红质，研究证明视紫红质是由维生素A和视蛋白结合而成的。人眼暴露于强光下时，视紫红质会自动分解。而当我们从强光环境突然进入暗处后，视锥细胞因感受不到强光刺激，会立刻失去作用导致眼睛看不清东西，而此时的视杆细胞需要将先前分解的视紫红质重新合成起来。这个视紫红质重新合成的过程就是我们前面所说的"暗适应"的过程，这个过程通常需要数分钟的时间。这也就是人们从强光下突然进入暗处需要适应一段时间的原因所在。而人眼正是由于具有这种"暗适应"的生理学效应，才能在黑暗的环境中看清东西。

猫眼睛如何适应黑暗

　　猫是昼伏夜出的动物，与猫相比，人类的夜间视力就相形见绌了。猫的视网膜上只有视杆细胞，它只能感受弱光。猫眼睛的瞳孔特别大，在不同强度的光线照射下，瞳孔的形状和大小可以改变。人眼瞳孔虽然也能调节，但我们的瞳孔的调节能力很有限，不像猫眼睛那样调节十分迅速，瞬间就能改变。猫眼睛在黑暗环境下正是因为瞳孔能变得特别大，可以把极微弱的光线收集到瞳孔内，加上其高性能的听力以及惊人的集中力，所以即使光线很暗它们也能分辨清楚周围的世界。可以说，在光线较暗的环境中，猫看得更清楚。有意思的是，猫眼睛的瞳孔深处还覆盖有一层特殊的薄膜，这层薄膜能把收集到的微弱光线反射出去。猫的眼睛之所以会在黑暗中显得特别亮，就是因为那层薄膜反射光线的缘故。

夜盲症的预防

医学专家指出，人体缺乏维生素A时，眼睛对黑暗环境的适应能力会逐渐减退，严重时容易患夜盲症。它的原因我们在之前已有所涉及，维生素A参与构成视网膜上视杆细胞中唯一的视色素——视紫红质，可见它对人眼视觉功能的重要性，所以人体每天应摄入足够的维生素A。维生素A的最好来源是各种动物的肝脏、鱼肝油、奶类和蛋类，胡萝卜和苋菜等蔬菜。橘子等水果中含有的胡萝卜素可以在体内被吸收，之后转化为维生素A。

人是如何听到各种声音的

　　无论是在动物适应的环境中，还是在人类认识大自然的过程中，听觉都发挥着极其重要的作用。耳朵作为人类的听觉器官，无时无刻不在捕捉周围的声波，也因此我们才能听到各种各样的声音。那么人类的耳朵到底有什么样的特殊构造，我们又是如何听到各种声音的呢，现在就让我们一起来揭秘吧。

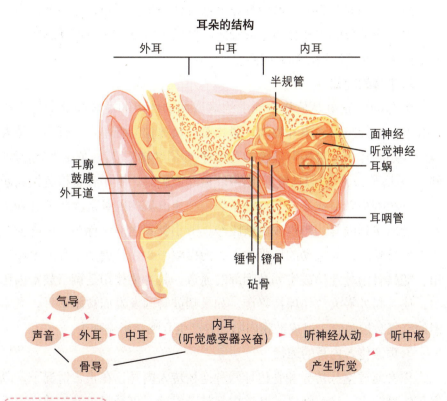

耳朵的结构

耳朵的构造

　　人类的耳朵包括外耳、中耳和内耳三部分。外耳由耳郭、外耳道和鼓膜组成，具有保护和传递声波的作用。中耳包括鼓室、乳突小房和咽鼓管。鼓室是一条狭长的间隙，内部包含听小骨，它们可以把鼓膜的振动导入内耳。内耳由耳蜗和半规管组成，它能把振动进一步转变为神经冲动传入大脑听觉中枢。

耳朵的功能

1.外耳的功能

外耳耳郭的形状有利于收集声波，起采音作用，它还能帮助判断声源的方向。外耳道是声波传导的通路，其一端开口于耳部，另一端终止于鼓膜。鼓膜呈椭圆形，它是外耳与中耳之间的分界线，厚度和化妆纸一样薄，但却非常强韧。鼓膜好比电话机话筒中的振膜，是一个压力承受装置。当外界的声波作用于鼓膜时，鼓膜可以复制声波振动的频率，它的振动可与声波振动同始同终。

2.中耳的功能

中耳的功能主要是将空气中的声波振动产生的能量高效地传递给内耳淋巴。鼓膜后面中耳腔内，紧接着三块连锁的听小骨。听小骨是人体内最小的骨头，紧接着鼓膜的是锤骨(形似铁槌)，其后是砧骨(形似铁砧)，最后是镫骨(形似马镫)。当声波振动鼓膜时，听小骨也跟着振动起来。三块听小骨形成了一个杠杆系统，把声波里的能量依次经外耳和中耳，最后送到内耳。当声波由鼓膜经过听小骨到达一块称为"前庭窗"的骨质薄膜时，其振动的压强增大，而振幅减少，这就是中耳的增压作用。咽鼓管则是连接鼓室和鼻咽部的通道，其主要作用是调节鼓室内压力，使其与外界大气压保持平衡。如果咽鼓管因发炎而被阻塞时，鼓室内的空气会被吸收，造成鼓膜内陷，并产生耳鸣，影响听力。

3.声波传入内耳的途径

声音通过空气传导和骨传导两种途径传入内耳，在正常情况下，以空气传导为主。声波经过外耳道引起鼓膜振动，再经听小骨和前庭窗膜进入耳蜗，这条声音传导途径称为"空气传导"，它是声波传导的主要途径。

声波先直接引起颅骨振动，再引起位于颞骨骨质中的耳蜗内淋巴的振动，这种途径称为"骨传导"。它的敏感性比气传导低很多，在正常听觉中作用甚微，只有在空气传导的路线发生故障时，它才被利用起来。在医院里，医生检查耳聋病人时，会把音叉敲响后，放在病人的外耳口或放在头颅骨上，以测定病人空气传导和骨传导的能力。

4.内耳的功能

内耳的主要作用是把传递到耳蜗的机械振动转变为听神经纤维的神经冲动。当锤骨振动时，椭圆窗膜也跟着振动起来。椭圆窗膜的另一边，是充满了液体淋巴的耳蜗管道。当椭圆窗膜受到振动时，淋巴也开始随之流动。耳蜗里长有数以千计的纤毛细胞，这些细胞浸在淋巴中，由于淋巴的流动，这些细胞也跟着运动起来。纤毛细胞受到刺激后所产生的声信息电流由听神经传送到大脑。这些声信息电流代表了声音能量传递转变过程中的第四个阶段，最初是"声能"进入耳内，在听小骨上转变成"机械能"，再在耳蜗内转变成"液态能"，最后变成"电能"由神经传至大脑。经过大脑的高级听力中枢的综合分析和转化，最终产生听觉。

以上这些，就是人耳听到各种声音的生理基础。正是由于耳朵各部分的密切配合，才得以产生听觉。如果其中的一部分不能正常发挥其功能，则会造成听力障碍，甚至是耳聋。

旋转会导致头晕的原因

我们都曾像陀螺一样站在地上转圈，感觉就是一个字——晕。生活中往往还有些人仅仅因为从沙发上起身过快，也会头晕目眩。这是为什么呢？其实我们觉得眩晕，是因为我们的身体中用于判断运动状态的那部分组织向大脑发出了错误信号。内耳中的半规管是产生眩晕感的关键。

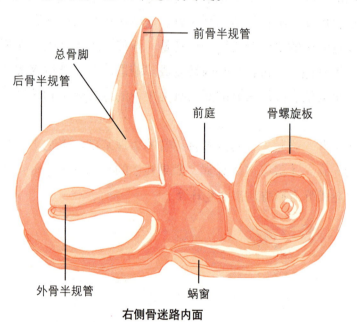

前骨半规管

总骨脚

后骨半规管

前庭

骨螺旋板

外骨半规管

蜗窗

右侧骨迷路内面

旋转产生头晕的特点

旋转会产生头晕，这种现象在生活中很常见，当人体处在快速移动的环境中或者是眼前有物体快速运动时，我们内耳里面的平衡器——半规管，可能会受到刺激（失去平衡的感觉），产生的神经冲动会让我们感觉到头晕，严重时还会呕吐，晕车就是这个原因。

但是，这种情况是可以通过后天的训练加以克服的。舞蹈演员和花样滑冰运动员一直转圈也不会头晕或者找不到方向，除了他们坚持训练使身体适应了旋转之外，还有一个旋转的技巧，当我们每次旋转时，目光总是集中盯住远处的某一点，头要始终随身体转动，头转过来后又迅速把目光重新投向这一点，其余的东西不要看，这样眩晕感和外物旋转感将会大大减小，无论转多久都不会晕。大家在练习旋转时，不妨也用这种办法试一试，兴许可以减少眩晕感。

淋巴运动与头晕

一般人只要旋转几圈就会眩晕，即使身体停下来，天旋地转的感觉还要持续一段时间，甚至无法站立，痛苦难忍。那既然停止了转动，为什么仍然会有头晕目眩的感觉呢？目前主流观点认为，在人的内耳耳蜗中有一种称为"淋巴"的液体，浸润在其中的还有一些极细的感觉细胞，称为"纤毛"。纤毛在静止状态下是笔直竖立的。当人在旋转的时候，液体淋巴也会旋转，沿着人旋转的方向缓慢运动，带动纤毛顺着旋转的方向弯曲，就像海底的水草受海流影响而发生倾斜，纤毛弯曲会让人产生眩晕的感觉。淋巴的运动向大脑发出头部正在旋转的信号，大脑很快就适应了这个信号，淋巴开始以与旋转速度相同的速度运动，不再刺激纤毛细胞。当转动的身体停下来后，在惯性的作用下，淋巴暂时停不下来，仍然要兜着圈子打旋片刻，继续运动并且刺激相反方向的纤毛细胞。这些纤毛细胞向大脑发出信号，大脑认定头部还在旋转，要等到淋巴完全停止下来，纤毛才能重新竖立起来。这一时间上的滞后，就是身体停止了旋转仍然感到天旋地转的原因所在。最后，由于淋巴停止运动，不再向大脑发送信号，大脑才认定旋转停止了，人也就不再感到眩晕了。

耳朵功能与头晕

耳朵的功能除了听觉外，还能感知位置变化，耳朵是人类的位听感受器。耳蜗内的构造保证了人体对自身空间位置的感知。位听感受器和视觉感受器一起配合，视觉判断所处的环境、与物体的距离，耳朵判断身体的位置和是否水平等。有的人位听感受器很敏感，在连续

115

的位置变化下会导致恶心呕吐，例如颠簸的汽车和上下起伏的轮船。旋转的道理也是如此。当人快速旋转时，位听感受器会感受到人在围绕某一个轴旋转，接着小脑就发出平衡身体的指令。由于人旋转不可能一直保持围绕一个轴，也就是说人旋转时，除了圆周运动，还存在左右运动等。这就导致位听感受器无法在短时间内正确判断位置变化，小脑的调节也将失效。人如果突然停止转动，由于惯性，位听感受器内的三个互相垂直的感受装置还保持着转动的特性，人会觉得周围还在转，从而产生了眩晕。

鼻子为什么能闻到气味

　　鼻子作为人类的嗅觉器官，在为人体获取外界信息时发挥了重大作用。花园里一袭袭的花香让人心旷神怡，美味佳肴香飘四溢让人胃口大开，而臭豆腐闻起来总是让人又爱又恨。我们为什么能闻到各种气味？嗅觉到底是怎样产生的呢？

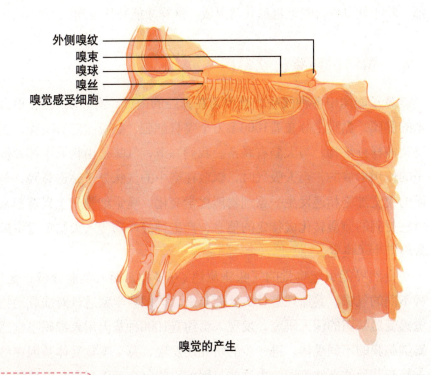

外侧嗅纹
嗅束
嗅球
嗅丝
嗅觉感受细胞

嗅觉的产生

嗅觉的功能

　　人类的鼻子有两大功能，一是呼吸，二是作为嗅觉器官。在日常生活中，嗅觉的作用是不可替代的。如果我们具有良好的嗅觉功能，在发生火灾时，在我们的眼睛和耳朵还没有发现问题以前，鼻子就会闻到焦煳味，从而引起对火灾的警觉。人的嗅觉还有一项特殊的功能，那就是可以在大脑里留下记忆，当再次闻到这种气味时，即使没有看见发出气味的嗅源，也可推断出来。除此之外，由于气体分子可先后收入双侧鼻腔，依此可判定气味的来源和方向。现在已经证实正常人鼻子能辨别并记忆近10 000种不同的气味。有些鼻子经过特殊训练的人，辨别的能力则更为惊人，如香水制造工业中的某些技师，可以说是闻气味的专家，他们用鼻子就可以辨别出许多种香味，评定它们的好坏。据记载，目前全世界的香水工业中有15个"特级鼻子"，100多个"一级鼻子"。更有趣的是，其中95%是法国的男子，他们的祖先多生活在法国内陆四季花开、香气袭人的格拉斯山城。此外，品评茶、酒和咖啡等质量的技师，除味觉以外，嗅觉也都非常灵敏，这样才能胜任工作。

鼻子如何识别并记忆不同气味

鼻子能闻出各种气味，是因为在鼻腔的内壁，有一块大约5平方厘米的黏膜。黏膜上分布着1000多万个嗅觉细胞，黏膜深部有嗅腺，能分泌浆液样分泌物，与大脑有联系。我们知道，气味是由物质中挥发性分子的作用形成的，当人吸气时，飘散在空中的气味分子钻进鼻腔，与里面的嗅觉细胞相遇发生一系列物理化学变化。嗅觉细胞马上兴奋起来，将感受到的刺激转化成特定的信息，产生神经冲动传入大脑嗅觉中枢，最终产生了嗅觉。

自然界能引起嗅觉的气味物质达2万多种，而人类能分辨记忆1万种不同的气味。其原理是什么？近年来，美国科学家通过对哺乳动物嗅觉感受器基因的深入研究，发现人类约有1000种基因用来编码嗅觉感受器细胞膜的不同受体。进一步的研究还发现，每个嗅觉受体基因在结构上都与其他的有些不同，由这些基因编码的每个受体蛋白与嗅质结合的能力也有所不同。不仅如此，每个嗅感受器细胞似乎只表达这1000种嗅受体基因中的一种。这样，人类就具有大约1000种嗅感受器细胞。那这1000种嗅感受器细胞是怎样对近万种气味进行识别的呢？实际上嗅觉具有群体编码的特性。每个嗅感受器细胞与不同嗅质的结合程度不一样，一个嗅感受器细胞可以对多种嗅质起作用；同样，一个嗅质也可激活多种嗅感受器细胞。因此，尽管嗅感受器细胞只有1000种，但它们可以产生大量的组合，形成各种不同的气味模式，这就是人类能辨别并记忆近万种不同气味的基础。

嗅觉异常

如果嗅觉出现障碍，闻不到气味，这除了使人失去嗅觉本身对人体的作用外，还往往提示人体可能存在某些疾病。例如患慢性鼻炎引起的鼻息肉、鼻肿瘤等疾病阻塞鼻道时，空气中带气味的微粒到达不了嗅黏膜，嗅觉自然就会减弱；萎缩性鼻炎、有害气体损伤等，会影响大脑嗅觉中枢的功能而使嗅觉发生障碍。嗅觉出现障碍应及时诊治。在多数情况下，嗅觉减退是可逆的，经过积极治疗可以恢复正常功能。

舌头为什么能尝出味道

　　糖是甜的，盐是咸的，话梅是酸的，咖啡是苦的。这些都是我们从生活中的切身经历得知的，而这些经验的获得统统得归功于我们拥有一个神奇的工具——舌头。正是有了它，我们才能品尝出妈妈做的可口的饭菜，才能在炎炎夏日享受着冰激凌、可乐的爽口怡人。那我们的舌头究竟是怎么工作的，又是如何辨别出各种味道的呢？

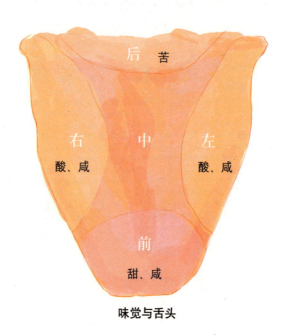

味觉与舌头

味觉与舌头

　　生活中我们所能体验到的味觉，归纳起来可分成酸、甜、苦、咸四种，其他复杂的味觉都是这四种的混合。根据相关专家的说法，这四种味觉在舌头各部位的敏感程度是有所不同的：舌尖部分对甜最敏感，舌外侧则对酸最敏感，舌根对苦最敏感，而对咸最敏感的部位是舌尖和舌

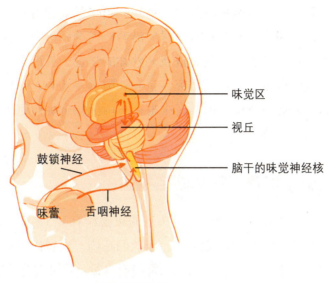

味觉区

视丘

脑干的味觉神经核

鼓锁神经

味蕾　舌咽神经

脑中的味觉区

尖两侧的前半部分。有兴趣的同学，自己可以尝试一下，看看到底是不是这么回事。

味蕾与味觉

　　人之所以能品尝出酸、甜、苦、咸等味道，是因为在舌头上有许多红色小突起，这些小突起叫做"乳头"，由许多味蕾构成，而味蕾正是人类的味觉感受器，负责分辨各种不同的味道。味蕾绝大多数分布在舌乳头上，但口腔的腭和咽等部位也有少量的味蕾存在。经科学家进一步研究表明，味蕾由两种不同的细胞组成，一种称为"味觉细胞"，呈柱状，位于味蕾中央；另一种称为"支持细胞"，呈梭形，位于味蕾周围，味蕾顶端有味孔通向口腔。支配味蕾的感觉神经末梢细支就包围在味觉细胞上，像根电线一样将味觉细胞的信号传递到大脑里的味觉中枢。

　　人吃东西时，通过牙齿咀嚼以及舌头和唾液的搅拌，位于舌头上的味蕾就会受到不同味物质的刺激，味觉细胞通过顶端纤毛伸出的味蕾小孔，感觉出溶解在唾液中的化学物质是什么味道。不管是固体还是气体物质，都要先溶解在唾液中，味蕾才能尝出它是什么味道。味觉细胞末端连接着通达大脑中枢的传入神经，当味觉细胞因为食物的刺激发生兴奋后，它所产生的"味觉信号"沿着传入神经传到大脑的味觉中枢，经大脑的综合分析后就会形成我们熟知的味觉，从而品尝出饭菜的滋味。经过近现代电生理学的研究，也有外国学者认为，四种味觉并没有专门的味觉细胞去感受，而是在中枢神经内把感觉综合起来，进而产生多种多样的复合感觉。

味觉功能异常及其防范措施

随着人类年龄增长，舌头上的味蕾约有2/3逐渐萎缩，造成角化增加，导致舌头味觉功能下降。当我们高烧、感冒或是舌溃疡时，常常会觉得口淡而无味，看什么东西都没有食欲，哪怕是以前最爱吃的饭菜。而临床上的口中无味，一般多见于久病之后形成脾胃虚寒的人、消化系统疾病、内分泌疾病以及长期发生的慢性疾病患者，这些人的舌乳头萎缩、味蕾数目减少，使味觉功能明显受到影响。另外值得注意的是，如果锌元素的摄入量不足也会连带着嗅觉和味觉发生改变。为了避免口内无味，大家每天应多吃点新鲜蔬菜和水果，因为水果当中含有多种维生素和微量元素，有保护舌乳头味蕾的作用。有条件的话也可以每日口服维生素C，它可以刺激舌乳头味蕾，增强味觉功能。此外，每天做口腔运动，叩齿咽津，强身健齿也非常重要。

脑袋里的沟和回

　　大脑的表面像核桃仁一样，布满了沟壑，这种构造使脑皮质的面积扩大了两倍左右。如此大费周折地增大皮质的面积，究竟对脑功能有什么帮助呢？

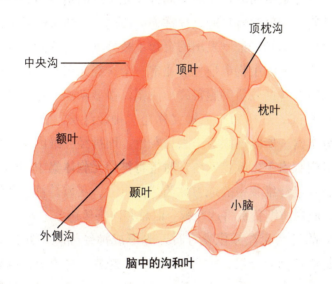

脑中的沟和叶

脑表面的沟和回

　　凹凸不平的脑表面布满了深浅不等的沟，沟与沟之间隆起的部分称为"回"。这些脑沟与脑回都有各自的名称。人脑被大脑纵裂分成左右两个半球，两个半球外形有诸多相似之处，每一侧半球又被三条重要的脑沟分成了五个叶，这三条沟分别是中央沟、外侧沟和顶枕沟。脑的五个叶并不是严格意义上的功能分区，只是将脑人为地分成了几个区域，分别称为额叶、颞叶、顶叶、枕叶和岛叶。

　　每个脑叶表面都有重要的脑回，如额叶上的中央前回、颞叶的颞横回、顶叶的中央后回和角回等。在大脑半球的内侧也有很多重要的沟和回，如位于内侧面的海马，这些皮质的沟回上分布着各种感觉中枢和运动中枢。

皮质面积增大以适应神经细胞的特殊排列

在脑组织中发挥主要功能的是神经细胞，神经细胞的胞体是神经系统的指挥中心，负责整合各种传入信号并下达各种命令，它的胞质通常会延伸出一些大小、长短不等的突起并伸向远方，负责接收信号的称为"树突"，而传达神经元指令的称为"轴突"。神经元的突起和胞体之间的信号传导是单向的，从树突向神经元胞体的信号传导过程称为"传入"，从胞体向轴突传导的过程称为"传出"。树突的外形像一颗繁茂的大树一样，由神经细胞发出的突起不断分支，这样的结构有利于它们从周围收集更多的生物电信号。通常一个神经元仅有一根轴突，可以很长，外围常有神经胶质细胞包绕形成鞘。很多功能一致的神经元的轴突走行方向相同，这样的一束轴突称为"神经纤维"。神经元胞体因细胞质成分丰富，所以肉眼看上去呈灰色，而神经纤维因由多层纤维鞘围绕，所以肉眼看上去颜色发白。通常将神经元胞体集中的部分称为"灰质"，将神经纤维集中的地方称为"白质"。灰质是神经系统产生指令的部位，而白质则负责将这些指令汇总并向下传达。

大脑的神经元在分化发育时，先形成神经细胞，并且新分化出的细胞总是跃迁到最外层，一共六层细胞，越靠近外层分化越好。这些神经细胞构成了大脑灰质，位于脑组织外层的皮质部。神经纤维由神经元发出后聚集成束在脑皮质下走行，因此脑的髓质部常是大脑白质的所在地。也就是说，一个分化成熟的大脑尽管体积很大，但神经细胞的胞体仅在表面排列成规则的六层细胞，这样薄薄的一层结构是为了神经系统更精密且独立地行使职能的需要。为了灰质中的每个小"指挥部"彼此不受干扰，在脑的表面形成了前面介绍的迂曲的沟、回。

人体的司令部——大脑

脑是人体中结构最复杂的器官，协调一切心理和生理活动，控制着我们所想、所知和所做。总之，脑接受人体各部分的信息，然后进行加工处理，最后发出命令，指导人体其他器官做出反应。

脑分为端脑、小脑、间脑和脑干。端脑就是我们常听说的大脑，脑干由脑桥、中脑和延髓三部分组成。脑的每一部分都负责着复杂且精细的工作，它们随时准备接受身体的每一个信号，并在最短时间内做出最准确的判断和指令，整个脑就像一个高级指挥部，正是它们的工作才使得机体每天的生命活动能够有条不紊地进行下去。

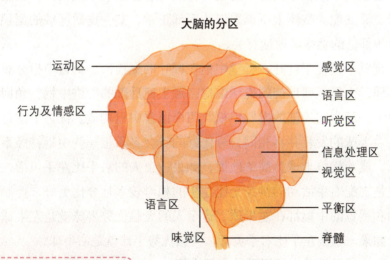

大脑的分区

运动区　　感觉区　语言区　听觉区　行为及情感区　信息处理区　视觉区　语言区　平衡区　味觉区　脊髓

端脑是最高级中枢

1.统领躯体运动的指挥部位于额叶

额叶的中央前回是躯体运动中枢神经元的聚集地。左、右大脑半球分别掌管对侧躯体的骨骼肌。身体各个部位在中央前回的投影就像一个倒立的人，负责下肢肌肉的神经元位于上方，负责上肢的神经元则在下方。然而这种倒置不是绝对的，如头面部的肌肉，虽然整体位置位于中央前回的最下方，但是其内部具体分布却依然是按照头部的外观那样正置的。在躯体四肢的骨骼肌中，那些动作精细、使用率高的肌肉，支配它们的上级中枢也相对庞大，所占的脑皮质面积当然就会大一些，例如我们的双手不仅可以劳动，还能书写、作画、弹琴和制作各种工艺品，完成这些复杂精巧的动作要靠无数神经元精细的指挥和调控。

2.感觉中枢分布广泛

人体的感觉分很多种，有的能够感知，就像嗅觉、听觉、视觉、味觉、痛觉、触觉、温度觉、平衡觉等；有的则不被感知，如血压、脑脊液酸碱度、动静脉血糖浓度差、动脉血氧分压等。机体需要感觉器细胞将这些感觉信号通过神经末梢上传到中枢来远程调控各部位的正常活动。

支配躯体感觉的中枢位于顶叶的中央后回和中央旁小叶后部，躯体各部分感觉中枢在中央前回的投影特点与躯体运动中枢相似，也是左右半球交叉支配、整体上下倒置但头面部正常，某一皮质区域的面积与相应躯体部位的感觉灵敏度有关。

视觉中枢位于枕叶，听觉中枢在颞叶的颞横回。语言中枢分布在优势半球，由额下回后部的说话中枢、颞上回后部的听讲中枢、角回的阅读中枢、额中回后部的书写中枢共四个语言中枢构成。优势半球是指大脑左右半球的发育并不相同，分化好的就会多承担一些中枢神经系统的任务，成为优势半球。简单地说，如果一个人的右手比左手灵活，实质上就是支配右手活动的神经元比左手的相对较多且分化更好，控制右手运动和感觉的中枢都在左半球，这个人的大脑优势半球就是左半球；反之，如果一个人左手比右手灵活，大脑优势半球就是右半球。

3.边缘系统是内脏活动的高级中枢

边缘系统是大脑内侧面围绕在脑干周围的那部分皮质，包括海马结构、岛叶、眶回和皮质下方的杏仁核等。边缘系统是调控心血管、消化和呼吸系统等内脏活动的最高级中枢，海马结构与学习和记忆的能力有着密不可分的关系。

脑干的生命中枢

脑干有18对神经核，分别负责躯体和内脏的各种感觉和运动。其中，延髓被称为"生命活动的基本中枢"，它发出的很多交感和副交感神经纤维支配各脏器的活动，如调控心血管活动、产生节律性呼吸；它还是很多内脏反射，如呕吐、咳嗽和唾液分泌等的神经中枢。此外，脑干的中脑还有瞳孔对光反射的中枢。

小脑与身体平衡和协调性

小脑位于头的后部，向前倾斜着趴在脑干背后，其上方承托大脑的枕叶。小脑负责维持身体和眼球运动的平衡、调节肌张力，使随意运动更协调。小脑有一套完整而协调的动作程序，协助大脑，使复杂精细的运动变得协调而熟练，即共济协调。我们每练习一种精巧的运动，如走路，小脑都会建立起该动作的完整编程，这便是"熟能生巧"的生理依据。

间脑的多重身份

间脑的位置比较居中，分为背侧丘脑、上丘脑、下丘脑、底丘脑和后丘脑，含有大量的中间核团，并集中了各种纤维传导束，构成一个类似于中介的结构，参与调解情感和记忆等复杂的生理活动。目前，科学家对下丘脑的研究日益深入，发现它不仅有神经内分泌的功能，还能够调节自主神经系统，并且存在体温调节中枢。此外，生物节律也是由下丘脑产生的。

感觉的产生

炎热的夏天，我们会感到热；手指扎破了，我们会感到疼；朋友分开了，我们会感到伤心。人为什么会有感觉呢？到底什么是感觉呢？

感觉产生的过程

大脑皮层
中央后回

端脑

丘脑

中脑

脊髓丘脑束

脑干

中枢各截面

交叉到对侧

延髓

感觉神经

脊髓

来自于皮肤感受器的冲动

什么是感觉

感觉是人脑对直接作用于感觉器官的客观事物的反映。人类在生存的过程中时刻都在感知自身存在的外部环境，感觉就是客观事物的各种特征和属性通过刺激人的不同的感觉器官引起兴奋，经神经传导反映到大脑皮层的神经中枢，从而产生的反应，而感觉的综合就形成了人对客观事物的认识及评价。

感觉的分类及其敏感性

早在两千多年前就有人将人类的感觉划分成五种基本感觉，即视觉、听觉、触觉、嗅觉和味觉。现代心理学根据刺激物性质及其所作用的感官性质，分为外部感觉和内部感觉。外部感觉是接受外部世界的刺激，如视觉、听觉、嗅觉、味觉和皮肤感觉等。其中，视觉、听觉和嗅觉接受远距离的刺激，又称为"距离感觉"。内部感觉是接受机体内部的刺激(机体自身的运动与状态)，如运动觉、平衡觉和内脏感觉等。

感觉的敏感性是指人的感觉器官对刺激的感受、识别和分辨能力。感觉的敏感性因人而异，某些感觉通过训练或强化可以获得特别的发展，即敏感性增强。

感觉阈

感觉的产生需要有适当的刺激，而刺激强度太大或太小都产生不了感觉。也就是说，必须有适当的刺激强度才能引起感觉。这个强度范围称为"感觉阈"，是指从刚好能引起感觉到刚好不能引起感觉的刺激强度范围。

感觉的生理机制

感受器感受到刺激后，由传入神经传到脊髓。脊髓将这些刺激一方面传到大脑，另一方面通过传出神经传到效应器。非条件反射不传到大脑；条件反射由脊髓传到大脑，然后由大脑做出判断，再传到效应器，而感觉的形成是在大脑皮层。

感觉是大脑分析的结果，分为三个环节：对感受器的刺激，传入神经的活动以及神经中枢的活动，即刺激→感受器→传入神经→神经中枢。其中，刺激分为近刺激、远刺激、内部刺激和外部刺激。这些刺激既可引起外部感觉也可以引起内部感觉。不同性质的感觉是由不同的神经来传递信息的。例如，对头面部的刺激是通过三叉神经传导，到达大脑的三叉丘系产生头面部感觉。

感觉的基本规律

1.适应现象

感觉器官接受刺激后，如果刺激强度不变，则经过一段时间后，感觉会逐渐减小以至消失，这种现象称为"适应"。通常所说的"久闻不觉其臭"就是嗅觉器官产生适应的典型例子。除痛觉外，适应现象几乎在所有感觉中都存在，但适应的表征和持续时间是不同的。触觉和压觉适应最快。对光的适应分为明适应和暗适应，明适应指从暗处进入明处的适应过程，暗适应则相反。除视觉暗适应外，各种感觉适应大都表现为感受性逐渐下降乃至消失。

2.对比现象

各种感觉都存在对比现象，当两个不同的刺激物先后作用于同一感受器时，一般把一个刺激的存在比另一个刺激强的现象称为"对比现象"，所产生的反应称为"对比效应"。同时给予刺激时称为"同时对比"，先后连续给予两个刺激时称为"先后对比"或"相继性对比"。

3.掩蔽现象

当两个强度相差较大的刺激同时作用于同一感官时，往往只能感觉出其中的一种刺激，这种现象称为"掩蔽现象"。当两个强度相差很大的声音传入双耳，我们只能感觉到强度较大的一个声音。

感觉的意义

感觉在我们的生活实践中具有重要的意义。有了感觉，我们就可以分辨外界各种事物的属性，因此才能分辨颜色、声音、软硬、粗细、重量、温度、味道和气味等；有了感觉，我们才能了解自身各部分的位置、运动、姿势、饥饿和心跳等；有了感觉，我们才能进行其他复杂的认识过程。失去感觉，就不能分辨客观事物的属性和自身状态。感觉是各种复杂的心理过程(如知觉、记忆、思维)的基础，就这个意义来说，感觉是人类了解和认识世界的原动力。

什么是反射作用

大家一定有过这样的经历，当我们的手指碰到很烫的物体时，会马上移开；当有物体向我们飞来时，我们会立刻抱头闭眼……我们在做出这些动作的时候，经过大脑思考了吗？答案是没有，其实我们在意识到危险之前，就已经对危险作出了反应，这就是反射活动，它是我们保护自身不受伤害的一种重要手段。

反射反应是一种刻板的简单动作，它的发生有赖于反射弧的完整，主要包括肌肉收缩和腺体分泌。

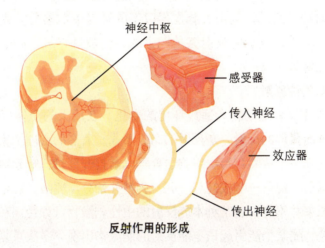

反射作用的形成

反射弧

反射一般需要完整的反射弧来实现。一个完整的反射弧包括感受器、传入神经、神经中枢、传出神经和效应器五个基本部分。

感受器是能将内外环境的刺激转变为神经冲动的特殊结构，是反射活动的起始处；传入神经可以将感受器的神经冲动传导到神经中枢；神经中枢是中枢神经系统内参与某一反射活动的神经元群，是反射弧的中枢整合部分；传出神经是运动神经元的轴突，可以将反射中枢发生的神经冲动传到效应器；效应器是发生应答反应的器官或组织，包括骨骼肌、心肌、平滑肌、各种外分泌腺和一些内分泌腺等。

反射弧的五个组成部分中任一部分的中断，都会使反射消失。需要指出的是，在某些反射活动中，传出神经首先作用于某些内分泌腺，使该腺体释放的激素经血液转运，最后作用于效应器。这种有内分泌腺参与的反射活动，其效应的出现往往比较缓慢，但影响比较广泛而持久。

反射的分类

反射按形成的特点可分为非条件反射和条件反射两大类：

1.非条件反射

非条件反射是动物生来就有、无需后天训练的反射，是动物在种系进化过程中建立和巩固起来的，可再遗传给后代。非条件性反射是比较低级的神经活动，是由大脑皮层以下的神经中枢参与完成的，大脑并不参与。非条件反射的反射弧是固定的，其数目有限，如牵张反射和瞳孔对光反射等。

2.条件反射

条件反射是动物为适应环境的变化，在后天的个体生活中经过学习和训练而获得的反射，是反射的高级形式。著名的心理学家巴甫洛夫用狗做了这样一个实验：每次给狗送食物以前打开红灯、响起铃声。经过一段时间以后，铃声一响或红灯一亮，狗就开始分泌唾液。巴甫洛夫的实验表明：原来并不能引起某种本能反射的中性刺激物（如铃声和红灯），由于它总是伴随某个能引起该本能反射的刺激物出现，多次重复之后，这个中性刺激物也能引起该本能反射，这种反射称为"经典性条件反射"。两种刺激物必须经过多次的结合，中性刺激物成为条件刺激物的信号后，这种反射才会形成。

如果动物的生活条件发生改变，那么已形成的条件反射会消退，并可重新形成新的条件反射。条件反射的反射弧不是固定不变的，其形式是多样的、数目是无限量的。它的存在使动物对于千变万化的外界环境具有更大的适应性。

晚上为什么要睡觉

　　几乎每个人在忙碌了一天之后，都想美美地睡上一觉。睡觉是人体的一种生理需要。人类和许多动物一样，在进化过程中，形成了一种白天活动，夜里休息的作息规律，称为"昼夜规律"。到了夜里，人们就会打瞌睡。这种昼夜规律如果受到干扰，身体就会感到不适应。

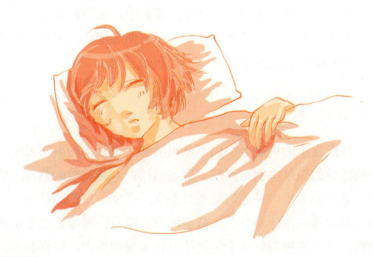

睡眠的过程

　　科学家把睡眠分为两个阶段，其中一个阶段的表现为眼睛迅速转动，也就是著名的快速眼动睡眠，包括浅睡、快波睡眠和异相睡眠；而另一个阶段称为"非快速眼动睡眠"，包括深睡和慢波睡眠。在整个睡眠过程中，这两个阶段相互交替。成年人进入睡眠后，首先是非快速眼动睡眠，持续80～120分钟后转入快速眼动睡眠，维持30分钟左右后，又转入非快速眼动睡眠。整个睡眠过程有4～5次交替，越接近睡眠后期，快速眼动睡眠持续时间越长。通过脑电图观察人类在快速眼动睡眠过程中的状态，将会发现仪器上显示很多大脑的活动，如果在这期间把睡眠者唤醒，他们会讲述他们刚刚梦到了什么。

根据脑电图的特点，科学家将非快速眼动睡眠由浅至深地划分为4个时期：即入睡期、浅睡期、中度睡眠期和深度睡眠期。由于此时的睡眠表现为明显的低频率脑电波，所以也称为"慢波睡眠"。慢波睡眠是正常人所必需的。人类在夜晚的头三个小时花在慢波睡眠状态的时间远大于起床前的一个小时。小孩最容易进入慢波睡眠状态，因此把他们从车里抱到床上去时，他们仍睡得非常好。快速眼动睡眠不分期，其脑电图与清醒时没有多大区别，做梦是该期的特点。

一般成年人持续15个小时不睡觉，便可称为"睡眠剥夺"，此时极易转为睡眠状态。长期的睡眠剥夺后，如任其睡眠，则会产生慢波睡眠，深度睡眠将明显增加。在慢波睡眠中，机体耗氧量下降，但脑的耗氧量不变，同时，腺垂体分泌生长激素明显增多。因此，慢波睡眠有利于促进机体生长和体力恢复。

睡眠机制

睡眠发生的机制至今仍不是很清楚，但众多的事实表明，睡眠并非是脑活动的简单抑制，而是一个主动过程。睡觉是大脑神经活动的一部分，是大脑皮质内神经细胞在兴奋之后产生了抑制的结果。当抑制作用在大脑皮质内占优势时，人就会睡觉。睡觉同时是记忆细胞新陈代谢的过程，老化的细胞将每个记忆信息传入新细胞内，储存起来。如果一个人长期睡眠不足，则会导致记忆细胞无法正常代谢，容易引起疾病的产生，如失语症、痉挛和抽搐等。

大脑如何从睡眠中受益

良好的睡眠将使大脑受益。但对于大脑如何从睡眠中受益，科学家目前还没有统一的意见。一种观点认为睡眠有助于使大脑保存人类在清醒时接受的一切信息，而另一种观点则认为睡眠是为了恢复能量，还有一部分人提出睡眠往往能利用一些神秘的形式帮助我们掌握各种技能。

梦的产生

　　梦是人们生活中最常见的现象。关于梦出现的原因众说纷纭，有人说梦是人日间兴奋的延续，有人说梦是人体质衰弱后的表现等。那么梦究竟是怎样产生的呢？

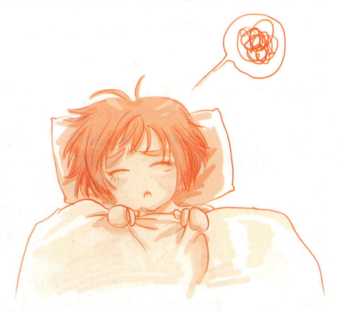

人做梦的原因

　　我们的大脑由大量脑神经细胞组成，它们的分工不同，有管运动的，有管看东西的，有管听声音的。白天时，脑细胞处于高度的兴奋状态，各忙各的事。到了晚上睡着之后，大脑的大部分细胞休息了，可仍有一部分细胞处于兴奋状态，正是这个原因，人的脑海中便产生了梦。我们在白天看到、想到和听到的事会出现在梦中，所以说梦离不开日常生活。有些梦，往往与我们自身经历中有深刻印象的事情密切相关；有些梦可能受到小说、电视和电影中某些情节的影响；还有一些梦，是因为身体某部位受到刺激后产生的，例如有尿时，膀胱受到刺激，常常会梦到到处找厕所。形成梦的另一原因是强烈的愿望。

恋爱时，梦中经常会出现恋人的身影。当特别想到某个地方玩，或特别想吃某种东西时，在梦中就经常会如愿以偿。所以，著名心理学家弗洛伊德曾提出，梦是愿望的达成。

新生婴儿最初几天可能不会做梦，原因是他缺乏外界印象，没有梦的客观源泉，或者因为他的大脑皮层细胞的发育尚未达到保留外界印象的程度。出生六个星期以后的婴儿在睡眠中已经会笑、发声和吮吸，这可能就是做梦的表现。

什么时候会做梦

睡着后，我们会一直做梦吗？其实，几乎所有的梦都是在快速眼动睡眠期间出现，只有少量的、零碎的梦在非快速眼动睡眠期（沉睡）出现。在非快速眼动睡眠时，脑得到了休息，处于不活跃状态。相反，在快速眼动睡眠期，脑细胞十分活跃，我们可以从脑电图和睡眠者双眼快速运动中得知，这时的眼睛像清醒时那样运动得迅速和频繁。我们刚刚睡着时，大脑细胞睡得最沉，这个时候做的梦常常不连贯，跳跃性大，所以我们醒时往往记不清了，而在快要醒来时做的梦，往往与实际生活很接近，也很连贯，所以容易记住。

其实，梦是人在睡眠过程中的一种正常生理现象。每个人都会做梦，只是或多或少；有的醒后记忆犹新，有的模糊不清或觉察不出。那些断言自己从未做过梦的人，只不过是忘记了而已。了解了梦产生的合理性和自然性，我们也就明白了梦根本不需要调理。

梦的内容

梦的内容因年龄不同而不同，和每个人的知识和经验的丰富程度有关联。日有所思的愿望不同，梦境也会不同，例如小女孩梦到洋娃娃，发明家梦到发明物的完成，母亲梦中见远方的儿女等。同一刺激因子可以引起不同的梦。梦境和过去的经验有关。2～3天以内的新经验的梦约占75%，遥远的童年时代经验的梦约占15%，而和过去经验完全无关的梦只约占10%。

调查结果证明：属于视觉的梦最多，其余逐次为听觉、运动觉和触觉，最少的是味觉。当然，有些梦是重叠的，如视觉与听觉并存的梦。视觉梦中还有彩色的梦，如红花和蓝天等，这类梦约占视觉梦中的十分之一。

梦与健康

究竟梦对人的身体健康有怎样的影响呢？根据有关资料显示，梦有利于人体健康。心理学家认为做梦可能是保持心理健康的一种重要方法。有些生理学家认为一定数量的梦是必需的，因为梦可以使人的高级神经活动得到松弛，从而可在精神上起到缓冲、调剂和镇静的作用。经过实验证实，缩短做梦的时间会使人产生急躁与焦虑的情绪。一些生理心理学家推断，正常的做梦有利于人的智力的恢复，一定程度的神经兴奋有助于神经联系的建立与巩固。毫无疑问，做梦能让大脑将白天发生的各种事情重新排列，并将一切有用的信息保存为记忆。但如果做梦过多，影响了正常的睡眠，醒后头脑昏沉、精神恍惚、全身疲惫无力，梦境在脑中久久不散，这就属于病态，有损身体的健康。

什么是脑电波

大家都听说过心电图和脑电图吧。在我们的身体里会产生一些生物电，当我们用特定的仪器将它们记录下来时，就会形成电图，如心电图和脑电图等。生物电现象是机体生命活动的基本特征之一，大到鲸鱼，小到细菌，都有或强或弱的生物电。"细胞"的英文是"cell"，其实这个单词在英文中除了"细胞"的含义外，也有"电池"的含义，是指无数的细胞就相当于一节节的微型电池，它们是构成机体生物电的源泉。

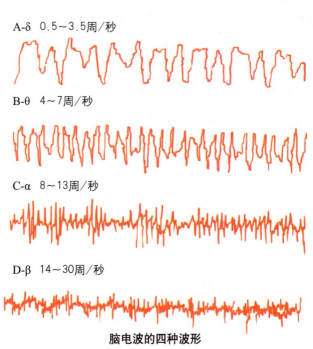

A-δ 0.5～3.5周/秒

B-θ 4～7周/秒

C-α 8～13周/秒

D-β 14～30周/秒

脑电波的四种波形

脑电波的发现

在人体里广泛地存在着生物电现象，人体的各个组织器官都是由细胞组成的。对脑来说，脑细胞就是脑内一个个"微小的发电站"。我们的脑无时无刻不在产生脑电波。早在1857年，英国的一位青年生理科学工作者通过在兔脑和猴脑上记录得到了脑电活动，并发表了"脑灰质电现象的研究"论文，但当时并没有引起重视。十五年后，当知名神经研究专家贝克再一次发表关于脑电波的论文时，才在科学界掀起研究脑电波现象的热潮，直至1924年德国的精神病学家贝格尔才真正地记录到人脑的脑电波。

脑电波的节律

脑电波是一些自发的有节律的神经电活动，我们用仪器监测发现其频率变动范围在每秒1~30次之间，根据其频率可划分为四个波段，即δ、θ、α和β波。

1. δ波

频率为每秒1~3次，出现在婴儿期或智力发育不成熟的时候，当成年人在极度疲劳和昏睡状态下，也会出现这种波段。

2. θ波

频率为每秒4~7次，成年人在受到挫折或抑郁时，以及在精神病患者当中，这种波极为显著。但青少年（10~17岁）的脑电波以这种波形为主。

3. α波

频率为每秒8~13次，平均值为10次左右，是正常人脑电波的基本节律，如果没有外加的刺激，其频率是相当恒定的。人在清醒、安静并且闭眼时该节律最为明显，睁开眼睛或接受其他刺激时，α波即刻消失。

4. β波

频率为每秒14~30次，当人精神紧张、情绪激动或亢奋时出现此波，当人从睡梦中惊醒时，原来的慢波节律便可立即被该节律所替代。

在人心情愉悦或静思冥想时，一直兴奋的β波、δ波或θ波减弱了下来，α波相对来说得到了强化，这种波形最接近右脑的脑电生物节律，于是人的灵感状态就出现了。

脑电波的来源

　　脑电波的节律受控于谁呢？脑电波的节律来源于丘脑。科学家曾将动物大脑皮层与丘脑的联系切断，此时动物脑电波的节律消失，而丘脑的电节律活动仍然保持着。如果用8～13赫兹的电脉冲刺激丘脑，在大脑皮层会出现类似α节律的脑电波。正常脑电波的维持需要大脑与丘脑共同配合。另外，大家都知道"电生磁，磁生电"的道理，也就是说，电场与磁场总是相伴而生的。既然人脑有生物电或电场的变化，那么肯定有磁场的存在。事实上，科学家于1968年就已经首次测到了脑磁场。由于人脑磁场比较微弱，加上地球磁场及其他磁场的干扰，必须有良好的磁屏蔽室和高灵敏度的测定仪才能测到。1971年，国外有科学家在磁屏蔽室内首次记录到了脑磁图。脑磁测量是一种无损伤的探测方法，可以确定不同的生理活动或心理状态下脑内产生兴奋性的部位，无疑是检测脑疾病的一种有效方法。

　　脑电波或脑电图是一种比较敏感的客观指标，不仅可以用于脑科学的基础理论研究，而且还可以作为疾病的辅助诊断手段应用于临床治疗中。